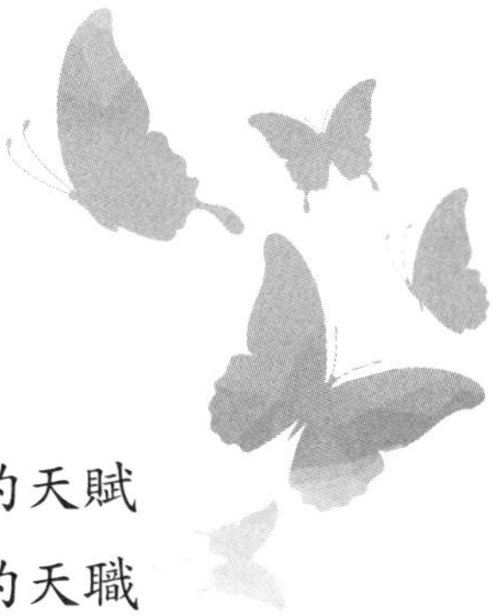

療癒是身體的天賦
健康是身體的天職

淨化身體，啟動最全面的自癒力

初斷食

增訂版

PRIME FASTING

陳立維／著

編輯手記

斷食是最古老的自然療法，甚至許多動物在生病時也會自動不吃東西，透過讓腸胃休息及排毒，啟動身體的自癒力。

很多部分的人對斷食完全不了解，甚至有諸多誤解，對這件事敬而遠之，因而錯失了取得健康的機會。

坊間有各式各樣的斷食法，本書介紹的是酵素斷食，根據本書作者十年來親身斷食以及輔導數千位斷食者的經驗，深信透過性質溫和、使用上百種蔬果做為材料發酵的優質酵素來做斷食，是最安全、也最能達到健康目的的方法。

歡迎大家一起來了解斷食、進入斷食，然考量到個人身體狀況不同，提醒有以下狀況者暫時不宜做斷食：

1. 懷孕中
2. 洗腎患者
3. 嚴重貧血者
4. 年紀輕的小學生及幼兒

建議尋求有豐富輔導斷食個案經驗，且自己也真正執行、深入斷食的老師及專業人員，在他們的指導及監督下進行斷食。

目次—contents

CH 01

斷食是回家：進入斷食之前

CH 02

斷食是寶藏：

定義斷食，認清斷食

CH 03

斷食是機會：

斷食的動機、計劃與心境

CH 04

斷食是洗滌：斷食配套

CH 05

斷食是境界：斷食解惑

CH 06

斷食是信念：
斷食的好處、效應與經驗談

CH 07

斷食是慈悲：斷食與復食

CH 08

斷食是尋根：斷食心得

CH 09

斷食是超越：在斷食實證中深度領悟

CH 10

斷食是覺悟：

斷食的感動與健康故事

寫在前面

斷食是養生自救學分

有一種生命經驗，來自一句話，來自一則資訊，有如醍醐灌頂式的覺醒。

個人的經驗，多半來自書中的文字，或來自前輩的提點。

電流瞬間接通，框架瞬間掙脫，前後的景觀有著巨大差異。

同一件事，同一個人，同一個腦袋，截然不同的觀點。

無關是非，無關對錯，無關立場。

是進階，也是超越。

健康或不健康，源自生命態度。

樂觀或悲觀，只能片面解讀健康。

豐富或不足，從容或緊繃，寬恕或憎恨，最終為健康定奪。

病源自心，健康是心法，不健康源自不當的態度。

身體有病，是心有病，是心觸發疾病。
心沒有病，身體的病就不是病。

有一種念頭，是經驗值，透過人類意識解讀，定調為相信。
可以經過驗證，或完全沒有經過驗證，相信所相信。
相信不該相信，不相信該相信，也是一種存在的經驗。
相信或不相信，都源自於堅定，這是人類獨有的篤定。
不相信，因為之前的相信建構一面高牆。
有一種可能，高牆裡外的價值必須互換，不相信可望轉成大信。

未知和已知之間的距離，可以只是瞬間，可以經歷五十年，
也有可能永遠無交集。
我們應該做什麼，學習什麼，探索什麼，知道什麼，成就什麼。
答案再明確，也只是部分解答。
至少要有答案，要有追逐解答的態度和勇氣。

生命和健康，提供無窮盡的探究，知道的更多，不知道的就更多。
知道或不知道，懂或不懂，可能是一場誤會，也可能充滿喜樂。

態度只有兩種，主動和被動。
或者說，積極和消極。
自己爭取的和別人給的，不會一樣。
自己體悟和別人轉述的，不會一樣。
說的可以來自學的，也可以是做出來的。
不做而說，還是來自別人說，都不是自己的實說。

宇宙無邊際，生命無極限，探索無止境。
身體是宇宙，是能量場，是創造生命的場域。
人說勝天，因此無法無天。
身體就是天，是維繫平衡和健康的天。
還給身體，回歸身體，臣服天地。

健康的主控權是身體，不是意識。

疾病是狀態，是過程，是訊息。
病不是病，病是一種誤解。
如果病是病，我們應該探討病的存在，還是病最原始的成因？
好比床上一隻蟑螂，那是不容許牠出現的地方。
驅逐或格斃，難以根除後患。
因為蟑螂出現的原因，是床上的食物殘渣。

好比骨刺，好比息肉，好比腫瘤。
為何出現？為何存在？
姿勢錯了，作息亂了，習慣壞了，囤積多了。
錯不在骨刺，錯不在息肉，錯不在腫瘤。
錯不在血糖，錯不在膽固醇，錯不在血管的異常承受。
只是錯位，只是偏離了軌道，只是相信不該相信，只是不願意改變。

相信病痛，聚焦病痛，病痛就是病痛，不會遠離。
痛的源頭是塞，不舒服的原因是淤積。
有痛不表示有病，有病是誤解了痛。
多了才塞，積了才不通。
痛的源頭是念頭，痛的根源是慾望。
念頭沒有錯，慾望沒有對錯，放任縱容才是禍首。

自己的事，必須自己做。
睡覺是自己的事，運動是自己的事。
冥想靜坐是自己的事，洗澡淨身是自己的事。
身體的事，必須讓身體做。
代謝廢物是身體的事，清除淤塞是身體的事。
腦腸聯繫是身體的事，和細菌共生是身體的事。

健康是自己的事，健康是身體的事。
健康不是別人的事，不是醫生的事。
健康不是淤塞才需要的事，不是病痛顯現才迫切的事。
健康不是不健康才爭取的事，不是病入膏肓才哀求的事。
何以健康是自己的事？何以健康是身體的事？
因為是自己承受，是身體在承受。

承受是責任，承受是必然。
承受不是承擔，承擔是責任，承擔是負擔。
自己不承受，家人必然加入承受。
自己不承擔，事情總得有人承擔。
健康是權利，健康是義務，健康是責任。
忽視的結果，自己承受，卻是家人承擔。
父母是他人，先生是他人，妻子是他人，子女是他人。

從本質論健康，承受承擔都歸自己，不歸他人。
自己決定，自己管理，自己計畫，自己行動。
重點，自己承受，自己承擔。
懶惰不是理由，忙碌不是理由，更沒有理由把負擔丟給他人。
自己該做的事不自己負責，最終還是得自己承受。

淤塞的身體，脂肪散佈囤積的身體，代謝失衡的身體。
廚餘桶身體，低能量身體，血液濃稠的身體。
怎麼來的就怎麼回去，自己造成的自己負責。
自己得透過自己的努力清除汙垢，自己得親自見證垃圾清運的過程。
不是用外力清除，不是讓保險買單，不是委託醫療善後。
給身體機會，讓身體作主，還給身體優先順序的選擇權。

斷食，給身體機會，讓身體作主。
斷食，還給身體清淨，還給身體空間。

斷食，能量取代熱量，處理廢物取代處理食物。
斷食，讓身體處理平衡，讓身體決定存廢去留。
斷食，清掉不該存在的存在，處理不該囤積的囤積。
斷食，延遲享樂，延長壽命。

初斷食，認識自己，探索自己。
初斷食，確定動機，也確認信心。
初斷食，和身體對話，對身體懺悔。
初斷食，撼動認知高牆，驅逐頑固認知。
初斷食，尊重身體立場，體諒身體負擔。
初斷食，用心覺察經歷，發掘健康信念。

作者序

時代潮流所賦予的使命

請將收穫的自然法則納入你的人際關係中，納入管理方式，以及整個公司組織中。

——史蒂芬柯維（Stephen R. Covey），《與領導有約》

我有很長一段時間的創作寫書經驗，每每會有一種態度，美其名為負責，其實就是把話說清楚，還有一種面向，就是把很簡單的事情複雜化。可是我終究不是很複雜的人，所以容我先把自己此時此刻的心境重點扼要跟讀者說明：當一件很重要的使命落在自己肩上，當「捨我其誰」不再只是口號，當你清楚每一個人都可以被這件事情拯救，而你又是熟稔個中滋味和境界的人，你會怎麼做？

「不可能的任務」聽起來熟悉，卻是這十年以來我最常被提醒的概念。101大樓或許需要十年的建構期，至於我所面對的艱困工程，可能十年的三倍時間都完成不了，我甚至不知道自己會在什麼狀況下走下這個講台，很放心的把手上的麥克風交出，把肩上的重擔卸下。就因為「斷食」這件事關緊要的議題被八成聽到的人當耳邊風，就因為人性禁不起考驗，就因為我們所處的環境不存在這樣的文化，就因為食物的記憶真的太美好。

沒錯，是很困難，就連每週都有機會打好幾次招呼的朋友都絕口不提，周圍的朋友很難不知道講授斷食的那位老兄是誰，斷食這檔事在第一時間與交會的人不會產生交集，因為當年的我也沒有例外。經歷了將近十年的洗禮，我深知沒有把推廣面擴大，這件事永遠只是小圈圈內的感動議題，永遠只是我們的基本社群所熱衷的養生保健主題，永遠只是我們有限人脈圈裡面的興奮話題。我早已適應這種挫折感，也已經不把它定位在困難，即使再難聽的冷嘲熱諷都已經無感，即使那種為反對而反對的批判也已然習慣。

該是突破的時候，該是把斷食直接擺在檯面上的時候，不為什麼，只為眾生的福祉，只為你真正務實的健康，只為大夥有機會自在走出重症威嚇的陰影。你可能深感好奇，為何我這麼有把握？這其實就是我誠摯且慎重邀請你好好認識斷食的道理。如果你沒有嘗試過，沒有鼓起勇氣穿越好奇和恐懼，你人生有關健康這一塊版圖永遠是任人宰割的局面，然而事實上，你的健康主導權將有機會不受制於他人。再說一次，是的，斷食絕對是現代人必修的學分，是你非得認真經歷的重生明路。

當日本學者陸續在論述中提出所謂「空腹力革命」和「空腹奇蹟」等主張，當「不吃才是最好的醫療」很精準的被提出，每天按時吃三餐的人，該用什麼樣的心情去面對如此震撼的資訊？其實此刻就是靜下來深思的時候，甚至走一趟大醫院的病房和門診大廳，想想你身邊所有身體奇差無比的個案，看看街上行人的身材和贅肉，觀察人們臉上的膚色和斑塊，請問不求甚解是否可以解釋這種現象？請問人云亦云是否足以詮釋人們身上不太美觀的表現？

話題回到我所謂的使命感，因為視野和一般民眾徹底拉開，台灣有包括我在內的一群人走在這一條路的前方，有一種急迫感，也有一種責任感，只有一個訊息必須傳達：我們都得練習斷食，我們都必須熟練斷食，而且我們都有一天要扛起這個重任，告訴所有願意聽的人如此重要的訊息。就在網路和資訊科技很發達，美食和醫療兩大板塊佔據了生活的大半，癌症與慢性病的烏雲已經籠罩在每個家庭上方，這樣的潮流更加凸顯推廣斷食養生的嚴苛使命。

往後的十年、二十年、三十年，有勇氣，繼續追加自己所期望的幾個十年，可是條件是健康，是不臥床的全然健康，是不生病的擁抱健康。

增訂版序

初斷食重生計畫：翻轉健康的關鍵努力

距離《初斷食》出版已經兩年，這些日子以來，斷食持續佔據生命的一部分，工作的大部分，和新朋友結緣的最大介面。我的書架上繼續增添和斷食相關的國外著作，電腦資料中也持續增加和斷食有關的研究報告和專業論述，不曾忘記追隨自己的信念，繼續走在翻轉生命的道路上。

二〇一六年《初斷食》出版，當年的諾貝爾醫學獎頒給日本學者大隅良典（Yoshinori Ohsumi），表彰他針對細胞自噬（Cellular Autophagy）所做的研究。細胞自噬其實不是新概念，科學界早早針對細胞層級的自我修護和細胞重建有所知悉，大隅良典的成就當然是細部解構了細胞自噬的存在意義，而細胞自噬概念的發生背景就是所謂的間歇性斷食（Intermittent Fasting）。

我從自己的心路歷程去解構一般人對於斷食議題的恐懼和疑惑，當然願意將心比心，可是從過來人的立場，我的責任就是拆除這道高牆。斷食非但不需要害怕，更不需要判讀成風險高的嘗試，可以接受沒經歷過的人提出負面的看法，我的誠懇忠告，在用心嘗試「初斷食」之後，所有質疑和非議都將煙消雲散。

斷食最簡單的概念就是讓身體休息，道理和我們太過勞累後必須休息一樣，即使過去不懂身體的勞累，只要願意慈悲看待自己的身體，結果就一定會圓滿。在分析理論和分享經驗中，我體會到初學者前進或後退的關鍵因素，不是學了多少或聽懂了多少，是願不願意敞開心門，是願不願意單純相信。

這些年以來，持續探索不做斷食的心理因素，與其指責人們太熱衷美食，還不如把箭頭對準人類幾百年來所傳承的主食文化，在我們今日的生活中，就定調在精緻碳水化合物。這個結論投射在身體裡面，研究文明病的學者在胰島素阻抗的大範疇找到相對應的因子，白話一點說，是精緻碳水化合物主食在人體內留下了胰島素阻抗和高胰島素血症的後遺症，人們害怕飢餓和胰島素脫離不了關係。

討論胰島素阻抗，多數印象會連結到肥胖，而事實上胰島素不是完全是肥胖議題，牽涉因素除了皮下脂肪和內臟脂肪，還有新生脂肪細胞組織的能力。更明確的說，我們很可能不小心陷入高升糖食物的迷陣，在一陣子的胰島素滯留中種下飢餓感和高升糖食物的輪迴。對現代人來說，這是一種記憶，而且很有可能形成無法掙脫的記憶，導致對飢餓與起恐懼感，無端進入遠離健康境界的軌道。

生命不是一場球賽，也不是一年的季賽，隨時都有機會，永遠都存在東山再起的契機。我個人的體悟，只要還能思考，就不應有放棄的念頭，只要還能動，就應該要抓住翻轉的時機。恐懼不是生命的良性因子，卻是不少人提升生命境界的障礙，我們都曾經錯失良機，也都曾經因害怕而和機會擦身而過，我的重點是：飢餓感是一種可以調整的經驗值，它不應該成為我們恐懼害怕的對象。

健康在我的藍圖中就是生命態度，是屬於自己創造的習慣和環境，是永遠賦予自己進步和成長空間的自我檢視。我對醫療夠瞭解，從來不會建議有病的人就醫或不就醫，**我的所有言論都在期勉沒有病的人不要掉入生病的道路。而斷食就是創造出這種態度情境的橋樑，是認識自己身體的最佳機會，是把健康這麼重大的價值交付給身體的關鍵努力。**

我發現年紀大的人比較有機會思考存在的價值，因而比較有機會連結到捨棄的意義。物盡其用是一種思考方向，騰出空間是另一種思考方向，後者和身體的運作邏輯密切相關，身體的水分需要流動，身體的能量分配需要暢通，身體把廢物清除掉的動能需要被營造。以水腫為例說明，因為細胞淤塞，水分進不去，只能在外圍流動，非多喝水可以解決，必須委由身體自行清除障礙。

至於讓身體處理，就是一段時間不進食，好讓身體可以專注清除廢物，道理很簡單，做了就更容易明白。這是我興起「初斷食重生計畫」的動機，這是所有靠精緻食物生活者的必要學分，也是我談了十年的概念，就是因為我們講究烹調，就是因為我們的環境重視熟食。我們的身體在每日多餐的折騰中失去能量的平衡，身體在用力解構食物的過程中消耗了能量和水分，最必須再三提醒的，身體在處理熟食的努力中折損了生命力。

補充法養生早已在民間生根，人們很習慣從缺乏和需求的角度進行身體的維護，這種主流思想不需要揚棄，而是重要性的釐清，是優先順序的明確。斷食之所以必要，因為對自己身體做出最務實的尊重，讓身體有機會去經營平衡，讓身體處理掉最急迫的堆積，讓自己透過行動理出養生保健的大方向。斷食是減法養生的主軸，是仰賴熟食生活的人最必須建立的養生態度，是文明人類找到健康正解的唯一途徑。

渴望有企業團體組織覺知到喚醒養生意識的迫切性，期待有企業主響應初斷食重生計畫，鼓勵員工和自己的身體對話，逐步把國人遠離病痛的信念勾勒出來。我個人的職責就是說明和輔導，好讓更多人接下傳承的棒子，讓企業影響企業，讓團體帶動團體，讓「初斷食」在社會上形成一股風潮，成為國人養生保健的行動綱領。

此刻的靈感連結到「國家興亡，匹夫有責」，有鑑於國人的健康觀念顛倒，也極度為我們下一代的健康感到憂心，呼籲有良知的政治人物能夠用心聆聽印度醫師雷許曼強達（Rishi Manchanda）的演說，為我們的下一代籌設「上游健康管理系統」。因為所有國家的菁英都被訓練成在下游救人的專家，所有民眾都擠到下游去求生，忽略了正快速失控中的上游，國家真正欠缺的是「上游健康管理師（Upstreamist）」，不是在急診室值班的醫師。

前言

熟練斷食，沒得商量

智慧引言

《給得勝者的20個關鍵字》作者布萊德羅米尼克（Brad Lomenick）：「鐵的紀律時常只會讓你討厭自己，但彈性的紀律卻能讓你擁有自制的能力。」

有斷食和沒有斷食，懂得斷食和不懂得斷食，熟練斷食和不熟練斷食，絕對是截然不同的兩條路，在我身上驗證，劃分出健康與不健康的兩種世界。

我近八年來所寫的每一本健康書，全數從一個主軸開始延伸：我談的是能量，是酵素，也以益生菌為基礎，然而歸結到最後，只有唯一一個正解，就是斷食。把這個人生大禮送到我手上的人，就是鄭金鎮董事長。當初我幾乎是被鄭董以「激將法」推入斷食世界，我也曾形容他是「一腳把我踹進鱷魚潭的人」，但當我自己游泳上岸，到達人生另外一個境界，練就一身跨越障礙的勇氣後，每每想到自己的福報，對於恩人鄭董總有最深的敬意。

一件在生命旅途中曾經毫不相干的事，若突然降臨在面前，要你馬上置身其間，要你承受所有的不適應，如果沒有準備好，如果意識尚處於被動狀態，任誰腦袋都會不時跳出「招誰惹誰」的抱怨。我很熟悉這些情緒，因為我自己也是在毫無心理準備的情境中，被激將得逞，被說服嘗試，被鼓勵行動。那的確是很難熬的七天，身體內在的迴路正在接受即將要轉變的引導，也許有人認為很刺激，也許有人直接認為它很痛苦。

你是否相信人生有一種很奇妙的軌跡？你難逃在特定的那一刻，不太情願地迎接生命中的改變。然而事過境遷之後，你會感激自己在那一刻所做的決定，當回頭去看，你很清楚那是「沒得商量」的偉大抉擇，是「由不得自己」的生命定數。你或者可以將此詮釋為「態度決定高度」，或者用「成熟是深思熟慮和勇氣的平衡」來解釋當面臨生命的重要關卡，你是右轉、左轉，還是向後轉？

我輔導過無數個個案，在我的記憶檔案中，非常多一度不願意接受斷食洗禮，一度想盡辦法要拒絕的個案，卻在我們課程活動的現場，被現場氛圍所啟發，引導出他們的動機。結論是他們都改變了，他們的人生已經充滿著希望和信心，而且斷食已經是他們生命中不可或缺的養生工具。我們有幸生活在台灣，一個擁有充沛斷食資糧的地方，在近十年很多前輩的戮力同心之下，我們建立了屬於台灣的斷食文化，也將最優質的酵素回銷到發酵的根源地日本，同時也推展到鄰近國家。在這過程中我相信，中國大陸未來是這一塊版圖的重鎮，因為他們正走在文明飲食重度發展的高峰。

進入主題之前，我先以「熟練斷食，沒得商量」作為提示，若還未熟練，就請先熟練，再行商議。

| CHAPTER 01 |

斷食是回家：

進入斷食之前

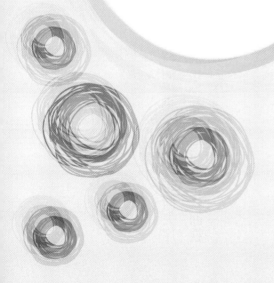

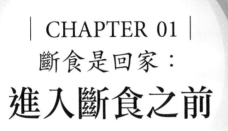

身體意識與大自然的原創

——智慧引言——

《大科學》作者尼爾詹森（Neil Johnson）：「隨著時間過去，從有序走向失序是很自然的現象；相對的，如果沒有外界幫助，失序的事物就很難自己再找回秩序來。」

我經常思考，斷食最大的障礙是什麼？最困難之處何在？最直接的猜測應該是勇氣，以及那種被愛吃的習性所綁架的懦弱，可是真相總非表面上所呈現的那樣，若我們深入分析探討故事的背後，那些經常不為人知的思考脈絡，我認為原因在於對自己身體的陌生。人體有看得到的部分，也有太多看不到的部分，我們被教育體系所告知的其實很有限，我們對於自己身體的理解太片面，以致於做出太多違背身體原始邏輯的事。

身體有意識，你或許知道，或許懷疑過，但你應該不太清楚身體是如何表達他的意識（或意思）。我用「他」字來表現身體的人稱和立場，當你懂他，願意體諒他、疼他、配合他，自然就能深入他的思考脈絡，理解他所釋放出來的每一個訊號，也能完全包容與感恩他為你所做的一切工作。那一刻，你會希望他正常，希望他喜悅，希望他完美無瑕，也希望他乾淨沒有被汙染。

聽過日本蘋果爺爺木村篤信自然農法的故事嗎？他委託大自然翻轉那長期既施肥又噴灑農藥的蘋果園，結果花了八年，讓昆蟲和鳥獸來扮演復原的尖兵，時間是美麗的負擔，過去他沒有太重視土壤的角色，而土壤所代表的就是我們肉眼完全看不到的微生物世界。另一個類似的劇本，是來自加拿大的台灣女婿劉力學的故事，他收集廚餘種植蔬菜，讓土壤中的細菌得到發酵的養分。土壤是重要的媒介，細菌則是主角，牠們所營造的能量轉換終於以大自然的原貌得以完美呈現。

話題再回到我們的身體，他的土壤就是腸道，也就是我們腹腔中那條運送食物的管道。腸道是土壤，土壤中佈滿了細菌，細菌有維繫土壤健康的天職，不論好菌還是壞菌。好壞是人們依照自己的標準訂定，好壞也由我們的嘴巴決定，關鍵就在於你吃下的是細菌所喜好的發酵食材，還是方便細菌產生毒素的食物。其實製造好與壞的結果都是我們自己，是我們變更了食物原貌，是我們不斷製造不利於友善菌生存的環境，是我們熱衷的動物性食物改變了腸道的藍天和綠地。

近年益生菌科學有了重大發現：腸道內的有益菌和身體意識息息相關。益菌串聯情緒與神經傳導，益菌和免疫細胞出現互動網絡，然而一般人對於身體意識的認知卻十分有限。說得白話一點，身體有一個主導訊息傳導的腦，我們俗稱「腹腦」，由免疫系統和腸道有益菌所集結，透過腸道的神經叢把訊息送到身體各處。這就是由免疫系統、神經系統和內分泌系統所組成的超級平衡中樞，終極目標就是身體的健康營運。

斷食所成就的，就是讓已經沉睡的身體意識得以甦醒，好讓身體更有力道去處理廢物的清運和內在生態的平衡。最遺憾、同時也最艱難的，是太多人沒有機會學習到體內大自然的偉大，這些道理有其簡單易懂的邏輯，也有其遙不可及的奧祕，端視你有沒有勇氣撥開那神祕的面紗，讓身體的聲音清晰的說給你聽。

〈斷食語錄〉

斷食所成就的，就是讓已經沉睡的身體意識得以甦醒，好讓身體更有力道去處理廢物的清運和內在生態的平衡。

食物酵素與益生菌的後援

—智慧引言—

《人生難題的簡單答案》作者赫黑布卡依（**Jorge Bucay**）：「今日，我吃下的是前人種下的椰棗，他們也從來沒夢想過自己能否吃得到果實。我今日播種，是為了來日能讓後人嚐到我親手種植的椰棗，雖然只是獻給陌生人，還是值得完成這項工作。」

一顆種子可以長成一棵大樹，一個受精卵可以發育成一個四肢健全的人，這是生命最奇妙的轉變，生命的背後存在不可思議的力量，有時候我們不得不讚嘆生命力的卓越和偉大。從植物的生態觀察生命力的呈現，除了土壤裡面各式單細胞生物為生命所奉獻外，從開花到結果，就是一幅生命力展現的美麗圖畫。水果熟成之後自然掉落在土壤上，繼續營養素與生命力的傳承。這一條生命線也和動物出現奇妙的生命連結，和你我最相關的，就是當我們站在水果店挑水果，張開嘴巴把水果肉吃到肚子裡的那一刻。

水果的生命是酵素，而它的酵素在人體裡變成人的生命的一部分，這就是一種「生命移轉」的過程。食物酵素與身體意識有關，這是深入斷食之前，十分要緊的知識，也是進行斷食的動機暖身。打個比方，有位員工工作稱職，獲得老闆的充分信任，只要他在，老闆就可以放心處理更重要的公事。食物酵素就是值得信賴的員工，身體意識就是老闆，每當我們食用水果的時候，身體意識知道食物酵素來到，便放心的讓食物自行在身體內進行分解。

身體存在優良的辨識能力，例如辨識出病毒細菌，或清楚營養素必須輸送至何處。當食物酵素進駐，身體的酵素供應就會停留在靜候支援的狀態。這是一種優先順序十分明確的運作原則，是身體意識判斷價值的最高準則，屬於食物做的，身體不會主動干預，屬於身體應該做的，身體絕對不會怠惰。談到此，我們都應該要停下手邊的事情，好好感謝自己卓越的身體，這個運作具有十分明確的優先順序，我們幾乎找不到比自己的身體還要負責的態度了。

身體以最負責任的態度，處理我們的健康，它具有最精準的辨識力，懂得善用食物的能力，而不會去浪費自己的能力，這是身體運作健康時最高的指導原則。這個理論的實質，必須經由實證去確認，斷食就是把身體因應食物本質的能力發揚光大，讓身體沒有負擔，讓身體可以全力去處理對於健康最有助益的工作。提到身體的本能，不應遺漏微生物的角色地位，不應忽略益生菌處理天然食材的部分，也不應省略免疫系統和益生菌所營造的能量版圖。（讀者請於後面「酵素斷食」的章節，把微生物和益生菌的角色進一步融會貫通。）

在外在生態中，食物酵素與有益菌是生命力轉換的最佳組合，這是發酵的世界，也是做好斷食的完美橋樑。把經由微生物發酵之後的天然食物，搭配有益菌輸送到身體內，善用身體偉大的辨識能力，讓身體傾全力進行脂肪的燃燒和毒素的清運。可以把斷食視為在體內建構最原始的大自然，將大自然的原貌在身體內復活，讓身體找回他本來就被賦予的生命力。字面上「斷食」兩個字令人心生畏懼，其實根本不是那麼回事，事實上斷食就是讓營養維持，讓身體休息，讓健康圓滿。

〈斷食語錄〉

斷食就是把身體因應食物本質的能力發揚光大，讓身體沒有負擔，可以全力去處理對於健康最有助益的工作。

〈斷食語錄〉

字面上「斷食」二字令人心生畏懼，其實根本不是那麼回事，事實上斷食就是讓營養維持，讓身體休息，讓健康圓滿。

消化酵素與身體能量的變遷

—智慧引言—

《預測大災難》作者藍費雪（Len Fisher）：「掠食者萬萬不可貪多務得，平均起來，不可以獵殺超過被掠食者額外繁殖的數量，否則食物來源將會逐步減少，終將間接造成、卻也必然造成自身物種的消亡。」

如果人類沒有發展熟食文明，現在的人類健康狀況如何？這是一個很值得深入探討的議題，對於已經清楚掌握健康脈絡的人，絕對可以不假思索，給予非常正面肯定的答案。但以環境的實況論述，這個問題似乎又不存在討論的意義，因為除非遠離文明，很徹底的離開文明已經深根的土地，否則我們很難與熟食完全隔絕。牛奶是另一個界線分明的實例，小牛直接從母牛的身上獲取食物，人類的嬰兒也是直接從母親的身上獲得食物的滋潤，可是擺在超市稱之為奶粉的瓶瓶罐罐又是什麼？

奶粉等食物在我們的認知中等同於營養，就食物的本質來說，沒有推翻的必要，可是有幾個面向得審慎面對，從牛奶的本質到奶粉的製成，從熱水的添加到身體的因應，開啟了一連串不太尋常的軌跡。此一「身體適應熟食的過程」發生在每個現代人身上，從小就被啟動，懂事之後變本加厲，熟齡之後開始承受身體的反撲，逐漸演變成「身體提早退化的路徑」。如果你希望活得更健康、更長，不管你人生處於巔峰還是谷底，不管你年紀多大，我建議你此刻就思考這件事。

人體胰臟的體積，已被證實逐漸擴大，道理很明朗，因為它被過度使用了。我們的腦袋被植入一個觀念，原因可能是為了看起來體面或是吃得豐盛，可能是為了要有力氣，可能是必須補充更多營養，結果都是同一種狀況，就是鼓吹吃飽，終至吃得太多。你一定能很快意會這種劇情，大街小巷的景觀就足以提供滿滿的感受。不容易脫離思考桎梏的是飢餓感，或者還有享受美食的美好記憶。我們已經長期養成了一種習性，時間到了要吃，肚子沒餓要吃，別人吃也得吃，想盡辦法找理由吃，身體內形成一種由飢餓所主導的迴路。

有一個點一直在擴大失控，控制了我們的生理迴路，那是熟食，現代化的熟食具體來講，就是充滿了脂肪、糖和鹽的組合。我們總誤以為熟食只是好吃，但其實它背後有食物分子的心機，有神經傳導的背叛，最後導致了內分泌系統的聯手罷工。熟食已失去了食物酵素，於是製造消化酵素的工廠——胰臟，就得長年無休地工作。胰臟把製成的消化酵素輸送到小腸，盡全力支援食物的分解，很簡單的邏輯，很明確的職責劃分，卻是現代人慢性病纏身的源頭。

身體原始的設計，無法辨識這些熟食，於是只好先將它標示為「待處理」，由於標示「待處理」的食物過多，工廠必須有大量的原料支援，形成非常無形的能量負擔，類似於一個超級物流系統在身體內運送各式胺基酸，從消化酵素的原料供應到消化分解的實際執行，人體能量變遷的工程從未停止過。這些負擔表現出來的就是餐後的無力與昏沉，飽足一餐的美好片刻就消失，從身體的原始意識評論，吃飽的失落感正是反應一件非常沒有意義的事情，臃腫的身軀正是在提醒有一件錯誤的事情重複在發生。

而且因為我們習慣對自己姑息，總是讓慰藉輕鬆駕馭理智，也擅長合理化我們的行為，所以我們總是把健康的責任住到別人身上。身體能量的變遷是一種身體對我們善意的疼惜，但我們卻總是以錯誤的疼惜方式（如愛吃、多吃）來回應身體，終將導致健康遠離我們而去。斷食，徹底糾正我們對於經營健康責任感的式微，生活在此毒素汙染大轟炸的時代，不學習斷食，就是坐以待斃。

〈斷食語錄〉

斷食，徹底糾正我們對於經營健康責任感的式微，生活在此毒素汙染大轟炸的時代，不學習斷食，就是坐以待斃。

熟食效應與身體的敗壞

智慧引言

《共病時代》作者芭芭拉奈特森洛維茲（**Barbara Natterson-Horowitz**）：「這種反應一點也不讓我驚訝，過去我常聽到『我究竟做錯了什麼？』這句話，同樣的疑問也經常折磨著許多罹癌的人類病患。」

此刻的人類健康水平呈現失控的狀態，身為此現象的長期觀察者和學習者，我始終相信有不為人知的因素存在。我深信，這些因素具有存在已久的證據，意思是，有人提出過、主張過、論證過，可是不曾被關注，也從來沒有學界力量來支持探討。

我們一想到老化，往往很自然連結到年齡，也視老化為理所當然，尤其到了中老年，身體的諸多呈現不時讓我們產生「時不我與」的感嘆。可是老化有程度和速度之差異，在不同的人體身上表現出截然不同的發展跡象，我們姑且假設有一種敗壞現象在身體內加速老化的進行，在不知情的人身上被自己的錯誤認知和習性引導，形成一種惡性循環。

其實道理都不難理解，我們清楚知道有一種力量在拉扯健康，問題是那是什麼狀況，是什麼因素那麼難以掌控？是該聚焦在身體每天因為食物而能量大幅變遷的議題了，在食物酵素概念釐清之餘，我們赫見身體由於吃了烹調過的食物而產生的消化負擔，接著更動了工作的優先順序，因為食物絕對不能不處理，因為大量食物出現在消化道，沒有一件事比起腸道的囤積更加危害生命的了。

我長期透過自身體驗論證消化負擔的事實，觀察到國內外學者都極少深入相關議題，我只能研判他們都不願意承認身體的無所不能，這也讓我思考身體的卓越境界與學界的認知距離和落差到底有多麼遙遠。不過這樣的困惑很快在我腦袋中被一個事實征服，真正關鍵在斷食，因為多數學者沒有斷食經驗，因為多數專家對於斷食還是抱持懷疑和恐懼，因為斷食的高牆阻礙了大多數人深入健康核心問題的行動。

這個超級議題就是我所謂的「熟食效應」，也就是我們大大忽視了食用熟食的可怕效應。為了因應身體的能量變遷，因應身體的價值順序變動，身體把處理廢物的重大任務擱置，傾全力去處理食物。這件事情非同小可的程度也大大超越你我所能想像，身體「一旦處理食物就不處理廢物」的恐怖事實，導致現代人的體內幾乎都成了垃圾堆積場，每一位以熟食為主食的現代人，都得正視身體內大量囤積毒素的事實。

肥胖是熟食效應的結果，子宮肌瘤、心肌梗塞、腫瘤癌症也是熟食效應造成，即使是平日的

〈斷食語錄〉

身體「一旦處理食物就不處理廢物」的恐怖事實，導致現代人的體內幾乎都成了垃圾堆積場，每一位以熟食為主食的現代人，都得正視身體內大量囤積毒素的事實。

小感冒，都和熟食相關。都是從平日腸道的不經意囤積開始，也從某一天的大吃大喝開始，我們的免疫大軍在身體能量的變遷中失去了酵素的後援，身體不得不勒令免疫系統暫時出面苦撐，加上勞累與壓力的負面拉扯，抵抗力往往就在瞬間潰堤。

最值得一提的是被多數人忽視的斑塊，包括老人家臉上出現機率極高的老人斑，或者是中年男女顴骨上方出線機會不低的肝斑。這些都是身體堵塞的訊號，它們在臉上或身上出現，表示平日不重視健康，也是長時期完全不養生所導致。所有這一切都涵蓋在熟食效應的範疇，是我們平日生活作息的正常堆積，是熟食的美好所累積的量效應，是烹飪文明把我們帶到距離健康相反方向的結果。

只要想想腐敗與酸臭的毒素在身體堆放，或者想到現代人每人身上幾公斤的宿便隨身攜帶，你根本不需要學習太多的醫療與健康專業知識，所有你喊得出名字的現代文明病都可直接與之串連，沒有任何例外。所以直接檢視自己的身體就好，肥肉不及格、啤酒肚不及格、臉上斑塊不及格、已經長期在服用藥物的更是不需探討，所有人最欠缺的就是斷食的演練和養成，事實上，進入斷食的學分班對你而言是刻不容緩的人生課題。今日不斷食，尚待何時？

〈斷食語錄〉

所有人最欠缺的就是斷食的演練和養成，事實上，進入斷食的學分班對你而言，是刻不容緩的人生課題。今日不斷食，尚待何時？

能量堆疊與持續的威力

智慧引言

《力量》作者朗達拜恩（**Rhonda Byrne**）：「你比較相信人一輩子都可以很健康，而不是疾病無法避免嗎？如果你相信你的身體狀況會隨著年紀衰退，而且疾病是無法避免的，你就是在釋放那個信念，然後吸引力法則一定會讓那樣的健康和身體狀況回到你身上。」

生命不斷的測試我們的耐力，夠不夠堅定，能夠堅持多久。如果人生一定得經歷過失敗，除了判斷力的問題，難道沒有持續力的問題？我曾經以「定期定額」來詮釋健康的經營，每天都要做的事情就是不能拖延到隔天，只要每天都做，持續下去的威力很驚人。「定期定額」的威力不在「定期」，也不在

「定額」，而在「持續」，是時間的累積效應為複利撰寫重複再生的劇本。

「十年磨一劍」是多麼激勵人心的故事，每一個專業背後的努力，每一個專技背後的付出，都是持續努力的結果。我自己走過演練健康的成長路，有機會體會到健康也得持續練習，領悟到健康也是積少成多的成果。這個體悟必須很清楚的對應民間所有針對健康的商品和藥物行銷，那是與法則全然對立的謬論，是和健康完全背道而馳的行徑。

成熟與否是個人修持，有兩大元素架構了成熟的地基，一邊是深思熟慮，另一邊是處理問題的勇氣。人的視野分成兩種，一種短視，另一種以終為始，後者就是在跨出第一步的時候，已經清楚掌握終點的景觀。深思熟慮就不會短視近利，成熟的人總會先勾勒好未來的圖像，先明確定調出重要價值順序，然後用最大的決心和勇氣去排除過程中的所有阻礙。在探討健康議題時，碰到信心不足的、沒有決心的、三心兩意的，我總是知道，這是每個人都必須獨自面對的人性考題。當碰到桀驁不馴的、態度高傲的，我也清楚知道，對方的健康考題永無止境了。

「斷食」在字面上令人生畏，我們可以忘掉過去人類所有關於斷食的懵懂嘗試，擱置有關斷食的高風險指控，甚至於發生在自己身上的慘痛禁食經驗。我們可以從沒有熟食的角度去認識斷食，然後從只吃生食的角度去接近斷食，最後從只供應身體能量的角度去體驗斷食。生食的主軸是酵素，酵素代表能量，代表身體所有細胞的生命源，當身體在完全沒有負擔的前提下接收能量，而且持續接收，身體的自癒力被啟動，身體意識從昏睡中逐漸甦醒過來，接下來才是身體處理所有毒素廢物宿便的體驗。

最奇妙之處在做了與沒有做之間的絕對落差，在門裡面和門外面的差異，能量持續堆疊要從實踐中意會，身體挖掘深層毒垢也得親眼見證。沒有持續，就沒有堆疊，也就無法持續累積代謝廢物的動能，以腸道深層的宿便為例，平均

〈斷食語錄〉

可以從沒有熟食的角度去認識斷食，然後從只吃生食的角度去接近斷食，最後從只供應身體能量的角度去體驗斷食。

從斷食的第三或第四天開始排出，所以初學者以七天為最佳天數，天數不足者應該沒有機會體會到斷食的精髓。所以沒有做過和不願意做一樣，沒有勇氣做和失敗的嘗試一樣，這是一件看似困難的簡單事，只需要確立動機並勇敢執行。

成功創業家經常分享成功關鍵在於熱誠和持續力，少了熱誠就容易因為困難而放棄，熱誠是一種美好的動機，少了熱誠也將導致半途而廢。練習斷食就好比創業，持續做斷食就好比經營企業，可是斷食比起經營企業容易的地方在於，只要做了一年，就一定可以做十年，那是基本功，愈陳愈香。

〈斷食語錄〉

練習斷食就好比創業，持續做斷食就好比經營企業，可是斷食比起經營企業容易的地方在於，只要做了一年，就一定可以做十年，那是基本功，愈陳愈香。

| CHAPTER 02 |

斷食是寶藏：

定義斷食，認清斷食

認清價值，確立動機：和身體對話

—智慧引言—

《動機，單純的力量》作者丹尼爾品克（**Daniel H. Pink**）：「努力代表你在乎某樣事情，而且這件事情對你攸關重大，你願意為它流血流汗。」

身為斷食的過來人，而且是有經驗的老手，我有責任先提出嚴正的呼籲：如果你有機緣讀到這本書，不論是你已經擁有這本書，還是正站在書店的某個角落閱讀，或者是朋友很善意地把書借給你，那都代表了：你該斷食了。生命中，人與人之間的連結有賴因緣，改變一個人的生命當然要有緣分，斷食這件事需要特殊因緣的串聯，根據我這十年的推廣經驗，是福報在成就這件美事。

或許你已經嘗試過數十種讓自己更健康長壽的方法，或者你從來沒有放棄期待任一則攸關養生保健的關鍵訊息，但我建議你跳過所有目前還盤踞在你腦袋的方式，直接進入斷食。當然，你必須精讀這本書，如此才知道該怎麼開始，因為這是一件大事，你需要有專人指導，需要有材料，而且你還得清楚知道自己為何必須做斷食，然後才是計畫明確，進入執行。嚴格說，這是一件完全沒有風險的養生途徑，所有問題與狀況都發生在沒有做好準備的個案，包括心態上不是真正有決心要做的，也包括那些單純想「試試看」的。

我願意把斷食這個大禮送給目前沒有嚴重病痛的人，因為這是進行斷食最沒有障礙的族群，同時也因為少了疾病的干擾，更有機會在體悟上進階。這點可能和一般人的認知有差距，理論上應該是身上有病的人比較能感受到斷食的效用，我只能說，對一位用功的病患來說，的確是如此。然而我個人的經驗值卻正好相反，因為我們的社會把病人訓練到一種完全失去自信的田地，他們把注意力放在身上的任何不對勁，我所強調的動機也在此，如果當事人沒有認清自己的身體已非正常狀況的這個事實，他必須經歷與承受的痛楚也許超出原始的狀況，那麼他顯然沒有執行斷食的條件。

是的，每個人都需要做斷食，包括小學生和國中生，包括有慢性病的人和病入膏肓的人，只是執行的方式和程度不一，進行的密度和頻率不同。斷食是和身體完全對話的練習，是驅動身體進入深層排毒的方式，我們身上很多毒素在平時的熟食進駐中，處於停擺留置的狀態，經過反覆驗證，確認也唯有在食物不再進來的情況下，身體才有實力進行這停擺多時的重大工程。可是大多數人聽到「排毒」，和聽到「斷食」的反應可能一樣，就是：「我常做」，或者是「我聽過」、「我做過了」。

如果你吃過所謂的排毒餐，使用過任何強調排毒的保健食品，甚至你也做過斷食，此時該是歸零的時候，把過去的經驗值和記憶利用這個學習機會消去。其實身體無時無刻不在排毒，姑且就把排毒區分成基礎排毒和深層排毒，如果這兩者涵蓋了民間所有關於排毒的程度，那麼斷食排毒很顯然大大超越了你所認知的一切。我經常在敍述這些心得的時候，直接進入最務實的請求，何不就單純相信，讓身體來告訴你結論？既然我們都希望身體更健康，斷食是多少人反覆驗證的美麗世界，明天可以是你所想像不到的美好，就等你自己來求證。

〈斷食語錄〉

斷食是和身體完全對話的練習，是驅動身體進入深層排毒的方式。

〈斷食語錄〉

既然我們都希望身體更健康，斷食是多少人反覆驗證的美麗世界，明天可以是你所想像不到的美好，就等你自己求證。

遠離熟食，斷食起步：和食慾話別

智慧引言

《生食，吃出生命力》作者維多利亞柏坦寇（Victoria Boutenko）：「人類的身體比我們所理解的還要美妙及具有智慧，千萬記得，你的身體不會犯錯。」

我有深度斷食的豐富經驗，會願意做，而且很有計畫性的做，除了因為我明白斷食的意義，也因為清楚未雨綢繆的重要性。不吃是一種境界，從一個星期不吃到三個星期不吃，對我來說是例行公事，是身體最需要的假期，可是在很多人眼中，這是瘋子的行徑。「休息是為了走更遠的路」，這句話根本就是為斷食量身訂做，可是在大多數人心中，吃可以是駕馭一切的價值，堅持每天都非吃不可，很難理解這幾乎是大多數人的堅持。他們寧可選擇不相信，或者不置可否，就是不願意把眼光放在更遠的地方。

生命就是一條選擇的考驗路，我們終身都在練習取捨，明辨之後，或者是單純相信之後，該捨的就捨，該堅持的就堅持。斷食不是永遠不吃，就生命的長度評論，斷食只是很小的一段時間遠離食物，不但死不了，而且將活得更好。當有人就不吃這件事提出營養不足的疑問時，就是搬出價值取捨的時候，因為斷食很顯然就是為了讓營養的吸收效能更好，當「排毒」和「營養吸收」必須做出取捨時，身體將選擇前者，我們的抉擇也必須很有智慧的迎合身體的選擇。

斷食的簡單道理，可用「車上乘客下車之後，月台乘客才能上車」來比擬。清除了身體內阻礙營養吸收的毒垢層後，營養方能順利被身體運用。其實真正問題的本質還不是營養和毒素的取捨，而是熟食和生食的消長，這是斷食初

〈斷食語錄〉

「休息是為了走更遠的路」，這句話根本就是為斷食量身訂做。

學者最應該明辨的真相。如果把斷食定義為沒有熟食的干預，把斷食設定為一段時間不吃熟食，讓生食成為一小段時間的主食，這樣的設定居然為大多數人所認同，成為斷食的另類入門。其實關鍵在「還可以吃」，我們都得承認自己被吃所控制的程度竟是如此之深，很多人的心情真的是如此，只要還能吃，一切都好說。

談到生食，一定要引介美國著名的「生食家族」創始人維多利亞柏坦寇，他們是一個長期遠離熟食的家庭，結論是他們果真拒絕掉病痛，重拾對健康的自信心。底下這一段或許陳述的是我個人的心境，我相信同時也是絕對大多數人的心境，我們選擇定期斷食，因為可以不必割捨熟食。熟食提供給我們相當程度的慰藉，它連結到現代人的情緒慰撫，根據維多利亞柏坦寇的論述，我們對熟食上癮，我們對熟食

〈斷食語錄〉

斷食不是永遠不吃，就生命的長度評論，斷食只是很小的一段時間遠離食物，不但死不了，而且將活得更好。

文明過度依賴，這種癮頭深植每個現代人意識底層，嚴重到無法自拔。

我個人推廣斷食多年，經常被人性修理，也對人性瞭如指掌，用「無法自拔」形容人類被熟食綁架的程度，一點也不為過。這是社會現實，也是生存現實，吃的新聞和傳播充斥在每個角落，吃的念頭和想像瀰漫在全身的神經傳導，就此刻我對於身體的了解，外在環境的呈現完全違逆了原始的軌道，不論我們的腦袋和習慣是多麼的滿意和滿足，每個人都必須覺知到自己的極限。事實真相是我們都超越了基本尺度太多，慾望的傳導在體內不斷滋長，把焦點放在食物上久了，神經傳導所夾帶的添加物也多了，無止境發展的結果，就出現今天的局面了。

〈斷食語錄〉

談斷食，申論斷食，執行斷食，都是預留一個可以繼續吃的版圖，都是保留給自己一個可以安心吃的未來。

談斷食，申論斷食，執行斷食，都是預留一個可以「繼續吃」的版圖，都是保留給自己一個可以安心吃的未來。我們遲早還是得問自己這些問題：我們透過吃滿足了什麼？滿足了幾分鐘？滿足了自己的一生？滿足了身體要的？還是只是滿足了欲求不滿的自我慰藉？

絕食禁食，不是斷食：和躁進遠離

智慧引言

《臣服的力量》作者茱迪斯歐洛芙（**Judith Orloff**）：「疾病是在呼喚你拿出勇氣，並堅定的愛惜自我，凌駕於恐懼之上。臣服是你勝過痛苦的契機。」

在教導斷食的課程和經驗中，發現不少人在接觸斷食資訊的第一時間，腦中浮出紙片人的畫面，聯想到的是厭食症，自己搬出大石頭擋住前進的去路。我必須說，太多人因為隱藏的負面性格而阻斷了重生的健康路，而願意做斷食的人本身已經具備嘗試新事物的勇氣和態度。我談的是自己經驗中的大多數，並不代表百分百的絕對，也因為我深信每個人都有改變的機會，我的工作才會顯得很有挑戰性，這條改變大道才會顯得生氣勃勃。

吃是需求，那不吃呢？不想吃呢？不應該是沒有需求，而是有特定因素干擾了需求，譬如發高燒的時候會沒有食慾，感冒的時候胃口不太好，特定的傳導隔絕掉身體與食物的接觸。另外生活中也會發生一些比較特殊的拒食狀況，有人會和自己賭氣，生氣自己的行為舉止和處境而勒令自己不吃，身為旁觀者，我們不會贊同這樣的做法。在借題發揮或擴大事端之際，情緒失控的人經常以絕食恫嚇其他人，這種做法和斷食最大的不同，是它完全沒有計畫，衝動中反而在心理層面傷害了自己，進而才是生理上的挨餓和不安。

我一再強調斷食的動機和計劃，在沒有食物進駐的過程中，身體需要有目標設定和信心指數的伴隨，才能做出最佳的回應，產生最佳的結果。我個人經常讓身體放假，很可能隨性做做，並沒有計畫要進行的天數，在這種狀況下，身體即使有一段時間不吃，回應卻是相對的疲軟。這樣的經驗告訴我，身體的意識就是需要我們提供清晰的藍圖，我們必須很誠實的告知身體明確的動機和目標，在體內營造出絕對正向的動力。

這是我們對自己身體的宣告，期許他更乾淨安靜，期許他更暢行無阻，期許他更合作無間，期許他不再經歷苦痛。我們在決定執行斷食之前，需要對身體允諾，定出起碼的天數和時間，立下最確實的勇氣和決心，目標就是清除大量身體毒垢之後的健康與美好。

這和我們見證過政治人物的絕食靜坐最大的差別就是動機，當然正確的斷食是需要營養供應的，安全的斷食不能只是喝水，不過兩者最強烈的分野還是在情緒與精神層次，我或許掌握不到絕食抗議者的完整心理素質，但可以評估其複雜和糾結的程度，可以理解其傷感以及渴望關注的程度。

主題還是得回到身體的傳導和價值順序，任何負面訊息都能製造可觀的毀滅效應，單單是恐懼和憂心就可以摧毀一個癌症病人的信心，光是憤怒與不平就足以讓絕食抗議者的身體逐漸失去元氣，所以斷食淨化當然不容許躁進，也不應衝動為之。

〈斷食語錄〉

我們在決定執行斷食之前，需要對身體允諾，定出起碼的天數和時間，立下最確實的勇氣和決心，目標就是清除大量身體毒垢之後的健康與美好。

能量斷食，體驗斷食：和能量共振

—智慧引言—

《正確的風險》作者比爾崔石勒（Bill Treasurer）：「你生命中勇於冒險的經驗，可以幫助你建立信心，來面對你怯於去嘗試的另一部分生命。」

我在每一堂課皆不忘闡述「食物酵素」的觀念，也不忘強調有關「食物酵素胃」的空間運用概念，就我個人所理解的健康大圖像，這才是一切問題的根本。有人把酵素形容成電流，當然很有道理，可是我把酵素形容成生命，天然食物的酵素實際賦予了我們生命，所以儲存生命是一種養生保健觀念，把生命儲存起來是一種最務實的健康態度。儲存生命的概念就像儲蓄，吃對食物就是儲存生命，食用精緻美食就有如消耗生命，這是長期習慣吃熟食最不為人知，也最無形的耗損。

酵素就是能量，是維持生命最需要的資糧，讓生命能夠在最低負擔的前提下運作，是身體在執行健康任務時最直接也最即時的補給。假設酵素的營養是足夠的，是不缺的，身體可以把參與消化工程的負擔和耗損完全移除，酵素又可以直接賦予免疫系統最豐富的能量補給，身體意識因此得以復甦，以排除危害生命的重大毒素為依歸，這就是酵素斷食最完美的定義和詮釋。斷食之所以符合身體的最大需求，是因為所有清除毒素的行為都由身體自行操作，清除哪裡的毒素都由身體自行決定，我們的意識則在決定時間長短和選擇材料上扮演了一角。

《空腹奇蹟》的作者船瀨俊介寫道：「斷食，能夠讓平常用於消化所需的能量，有效轉嫁到體內的治癒、免疫與排毒系統。」根據斷食所提供的環境和生態，身體意識很有系統的全面性接管身體的所有代謝生理，我們一旦停掉食物的干擾，身體所有由消化道和肝臟、胰臟所整合的消化工程全部停止，身體隨即進入療癒的階段，邁向健康。必須再強調，沒有酵素支援的斷食，已經足夠讓很多人對於透過這樣的養生方式嘆為觀止，當酵素被置入，斷食從此開啟人類健康的時代新頁，它不但克服了飢餓感，克服了恐懼和擔憂，也克服了風險性。

我個人有幸在完全沒有斷食經驗的情況下，直接進入酵素斷食，在本文就暫且以「能量斷食」來引導讀者循序漸進的思考，我單純想提醒，千萬不要把「酵素」這個名稱直接連結到你記憶中的產品或市場。在身體的需求和運作本質中，只賦予身體能量，不導入任何足以彰顯熱量的食物，讓身體可以順利進入清除廢物的原則。我也在首次經歷七日能量斷食的過程中，深刻領悟一個非常簡單的道理，用一個字闡述，就是「行」，說行動也好，說體驗也好，反正就是在行為中，而不是理論中。道理的確有夠簡單，沒有經過道路駕駛，如何能考取駕照呢？

能量是大自然的脈動，在空氣中，在花草樹木的芳香中，在土壤裡的萬頭鑽動中，在水果攤的天然香氣中，在運動時人體的涔涔汗珠中。我們都渴望找尋生命中這種超乎常軌的動能，對於更接近自然軌跡的生活充滿期待，對於身體內更暢行無阻的流動充滿想像，而這一切美好的人生都來自你願意起立，然後動起來，走出去，而不是坐在原地研究和判斷。我在引導「改變」的路途上，看到藉口的破壞力，也深知習性的可怕，而那種最無明的執著和傲慢則是最普遍的傷害。

你必須體會和能量共振的優勢，並要求自己在生活中經常給身體能量，這是擁抱人類物質文明的你我，必須深刻把持的紀律。

〈斷食語錄〉

當酵素被置入，斷食從此開啟人類健康的時代新頁，克服了飢餓感，克服了恐懼和擔憂，克服了風險性。

酵素斷食，台灣典藏：和土地連結

—智慧引言—

《我所看見的未來》作者嚴長壽：「想成功包裝出台灣的感動之旅，只需要用心，因為，在我們的日常生活和文化創意產業中，就有無限的寶藏，每一項都可能是豐富觀光資源的重要素材。」

可以歸因於台灣人的民族性，台灣人的祖先歷經過外族的統治，與我的父母和我的年代最直接相關的，就是日本的文化。我主觀認為被殖民也多少植入了包容的基因，台灣人對外來客所展現的親切與友善，在我看來並不是教育之下的產物，而是我們與生俱來的特質。正是這種包容，讓台灣人高度接受日本的發酵工法，又因為配合台灣土地資源的珍貴與特殊性，讓台灣生產的酵素得以舉世聞名。

生命一直在告訴我一個訊息，旅途中有遇見就是機緣，人際中有引薦就是良緣。在闡述斷食這麼重大訊息的此刻，我心中充滿感激，包括對台灣這塊土地的感激，對我出生時代背景的感激，對生命賦予我這麼珍貴際遇的感激，我何其有幸可以扮演這樣的角色，告訴自己身為二十一世紀的台灣人是多麼的有福報。「翻轉」這個詞彙不算太新，卻是很新的意境。我是經歷「翻轉人生」的人，發生在近十年之內，讓我對健康的邏輯全然領悟，對人生真實意義全然開悟，如果這不是福報，什麼才是？

我說的福報無關財富，無關家世背景，而是際遇，是機會的降臨，是貴人的提拔，是和明師的佛緣。我把福報和土地相連，我看到深根島國台灣的美好。在我推廣斷食的工作經驗中，我更是體會到各地人們「珍惜」的情懷，有馬來西亞的人、有中國大陸的人，有居住在美國加拿大的台灣人，也有日本人，他們都願意珍惜台灣所生產的酵素產品，這一切都是因為斷食啟動了他們去珍惜感恩生命的慈悲。

我的斷食啟蒙老師鄭金鎮董事長當初把日本的發酵工法引進台灣，是抱著飲水思源的角度，選擇台灣的農作物當做酵素材料，嘉惠許許多多的台灣農民。台灣的氣候屬於亞熱帶，這一塊土地最奇特之處是可以上山，也可以下海，可以種出寒帶水果，也可以種出熱帶作物，因而台灣發酵產業發展得以青出於藍。我們擁有大自然的廣大資源，還有台灣人慈悲心所付出的汗水和淚水，我們只需要透過單純的行動，就可參透健康的中道。

這就是我長期放在心底的起心動念，當這樣的福分在你眼前，你可是完全沒有考慮和遲疑的餘地。這是世界的基本面貌，有人運勢平順，有人運勢坎坷，可是老天爺卻是最公平的給予，因為機會都在，機會都會到，只看你有沒有眼光和智慧。就在台灣，或者是和台灣有所連結的地方，我們擁有全球最優質的斷食材料，只要願意相信，願意給自己機會，你已經和這塊珍貴的土地連結，你已經擁抱造物賦予台灣寶島最佳的福分。

先不要思考商業行為，先忘掉品牌和印象，先不用判斷價位和成本，只需要想想自己該不該改變，把視野拉長，看到未來的自己。健康沒有灰色地帶，千萬不要以亞健康自居，千萬不要姑息自己持續怠惰，酵素斷食不需要專業背景，你只要願意嘗試，很用心的嘗試第一次。斷食，就是決定自己健康人生的開始。

〈斷食語錄〉

斷食，決定自己健康人生的開始。

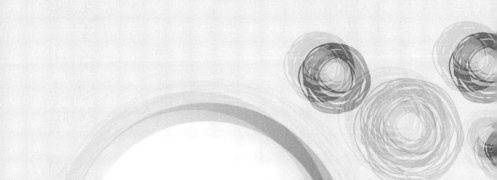

| CHAPTER 03 |

斷食是機會：

斷食的動機、計劃和心境

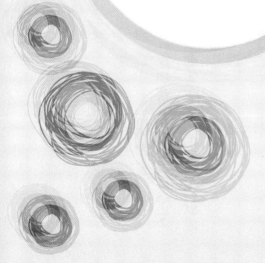

酵素的品牌、商業、生意與通路

——智慧引言——

《什麼都能賣！》作者布萊德史東（Brad Stone）：「高利潤誘使對手投入更多資源跟你競爭，而低利潤則是吸引更多顧客對你更加死忠，公司的防禦力就能變強。」

應該從我的角色談起，自從我拿起解說健康的麥克風，有一個標籤橫豎就貼在我頭上，我總是被要求具備「不要觸碰商業行為的客觀」。事實上，我心中也有類似的呼籲，就是不應讓我的學員或讀者懷疑我的動機，我必須要有超然的立場，讓學生可以在沒有干擾的前提下，專注學習。是的，動機必須很單純，行為必須沒有遭受汙染，我清楚明白，健康是動機，也是目標，當健康被替換成獲利或者是賺錢後，一切都將改觀。

假設有一種商品宣稱可以對健康加分，當神奇的見證一一出爐後，當通路的利潤結構也夠吸引人時，馬上吸引很多人投入商品的行銷與推廣。對消費者來說，只要持續服用，不需要斷食，毒素就能被身體逐一排出，對經銷商品的人更是便捷的商業通路。我經歷過這樣的世界，觀察過人性的無明，有責任很誠實的交代，那不是健康，那只是十足表層的慰藉，是對健康最嚴重的誤解。進一步說明，天下沒有白吃的午餐，想要得到最務實的健康境界，每個人都必須深刻體驗和身體互動的過程，如果不把慾望和習性做一定程度的管制，健康依然是想像而已。

斷食可以沒有酵素，沒有任何商業的介入，就像前面章節所討論到的單純不吃，也可以啟動身體排毒，可是當更安全的酵素斷食誕生，

〈斷食語錄〉

單純不吃，也可以啟動身體排毒，可是當更安全的酵素斷食誕生，我們實在沒有道理堅持讓身體承受非必要的風險。

我們實在沒有道理堅持讓身體承受非必要的風險。我的經驗和明確立場就是，斷食需要酵素，酵素是斷食最妥當的糧食，可是酵素不能是你家自己做的陽春酵素，也不能是幾種水果發酵成的酵素，甚至也不是你自行在有機店挑選的酵素。你在做選擇時，可以放寬標準，只要有品牌，只要有人推薦（最好這位推薦者自己也用相同的品牌做過），你就可以買來試試，可是只要出現嚴重飢餓感和身體寒冷的症狀，斷食就應即刻停止，因為這證明了此款酵素和斷食之間完全不存在任何關聯。

斷食有修行的意境，可是它終究是物質世界的事，它畢竟是人體生理的脈絡整頓，還是得從身體的角度立場去評論真假。人的世界真真假假，假的說成真的，真的被貶成假的，永遠公說公有理，永遠自己欺騙自己，永遠在事情的表層論證，我們就永遠被引導在迷宮中摸索。斷食很難嗎？很辛苦嗎？就我個人的經驗，這些都是沒有經驗者的疑問，都是失敗主義的反對論，其實真相就是在那一念之間，就是黑與白的一翻兩瞪眼，就是要與不要的二擇一。斷食之所以值得論述，因為它充滿著人性的攪和，因為它正是個人命運的關鍵權柄，因為它就是放棄者永遠模不著頭緒的境界。

千萬不要因為失敗一次就永遠放棄，千萬不要誤解斷食只是酵素銷售的手段，事實上，斷食提供給優質酵素一個合理銷售的平台，斷食乃酵素經營者最實在的健康養生文化。我會期望有緣人都投入斷食的推廣，自己先熟稔，自己有信心，進而把相關酵素商品列入個人的族群通路，透過團購去爭取更合理的價格，透過有計畫性的推廣去累積個人的通路實力。市場的真相是品牌對立，是百家爭鳴，我不能以斷食材料的合格性論好壞，可是要被列入斷食的版圖者，發酵業者的初衷和良知必須要接受考驗，推廣酵素斷食的個體戶也得時時內省，問自己是否謹守在行的中道，不因為商業和生意的繁茂而偏離了正軌。

〈斷食語錄〉

斷食之所以值得論述，因為它充滿人性的攪和，因為它是個人命運的關鍵權柄，因為它是放棄者永遠模不著頭緒的境界。

斷食絕對不是為了減肥

—智慧引言—

《去做就是了》作者彼得布拉克（**Peter Block**）：「速度是一種跡象，顯示我們迷路了。我們應該改變自己對於速度的認知，人生永遠有足夠的時間做你想做的事，如果你沒有時間做它，表示它不值得做。」

每個人的求學過程中，都被教導或引導了目標與價值，從我個人的成長經驗看價值觀教育，幾乎都讓自己不自覺搖頭，學校的目標教育不一定都偏差，倒是環境中所充斥的面子教育讓學子失去了準心。不知是升學主義的誤導，還是不容許丟臉的鞭策，讀書為了取得學歷，補習為了考上好學校，動機與目的之間的距離不停地縮短，我們在成長過程建構了短視近利的視窗。

速成多半禁不起時間的考驗，速成的結果不是實力與努力，多半是抄了臨時抱佛腳的捷徑。人生旅途中不知道有多少類似的經驗，都是為了達成短時間的目標，不是靠關係就是讀考古題，不是抽脂就是美白，不是拉皮就是整容，不是禁食就是吃減肥藥。其實醫療產業和速食產業才是全球市佔率最高的速成班，醫病關係的速成養成了製藥和銷售藥品的速成，速食餐館的量化也催生了養殖業的加速生長，最終被犧牲的都是花錢買單的消費大眾。

是生命的起伏督促我去思考動機的重要性，我們總是會有需求，而且事情總是有其不得已的急迫性，所以每當因應情勢去向速度妥協，每當因為急迫而必須脫離事情本質，最終依然是莫非定律的無情裁決。當我在健康的領域探索真理，有一個力量勒令我務必回歸事情的本質，我深知健康的本質不在身體之外；當我從自己的斷食經驗體會到健康的自信，我也深知這件事的道理勢必回應身體的本質。斷食的動機就請教自己的身體，身體有維繫健康的本能，而清除毒素廢物更被身體視為首要任務，是的，你的斷食動機必須認知到身體將認真的排毒，而你將因此而更加健康美麗。

〈斷食語錄〉

你的斷食動機必須認知到身體將認真的排毒，而你將因此而更加健康美麗。

說穿了，這才是健康的要務，才是中長程經營健康的目標，畢竟我們都渴望身體沒有毒素堆積殘留的美好境界。可是我所面對的大環境卻不是這樣，有高達半數以上的男女都以減重為重大訴求，他們的思考中竟然不給健康太多空間，他們願意花錢購買速效，斷食的訊息被他們的思考系統過濾到只剩下減肥的效果而已。結果就是，他們不願意繼續花時間學習，只要身體過度臃腫時，只要體重的數字不是太好看時，他們有可能再度想起斷食，斷食對他們來說，只是把脂肪丟掉的橋樑。

我體會到人生只有「原地踏步」和「持續進步」兩條路，如果你發現努力很久之後總是又回到原點，那麼絕對有必要審慎思考價值觀的落腳處。每當我們只圖快速解決一件事，不願意花力氣從事情的根本源頭處理，問題還是會回來敲門，事情永遠不可能解決。為何念頭在減肥的人永遠都在減肥？為何減肥的人會愈減愈肥，體重減輕了之後又恢復原重量？因為減肥不是一個正確的價值，因為減肥是一種速成的邏輯，因為減肥就是最典型的原地踏步思維。

斷食絕對是徹底認識身體的途徑，選擇一段時間讓身體休息，這是對自己的身體慈悲，身體的最善意回應就是還給我們健康的全貌，把妨礙身體健康的障礙物逐一的清除掉。身體除了清除毒素外，還會鎖定多餘的脂肪堆積進行運用，除了脂肪被取出當燃料，脂肪細胞內的毒素也順理成章被清掉，體重很自然就下降。我們該做的是很用心的體察身體的運作

〈斷食語錄〉

斷食絕對是徹底認識身體的途徑，選擇一段時間讓身體休息，這是對自己的身體慈悲，身體的最善意回應就是還給我們健康的全貌，把妨礙身體健康的障礙物逐一的清除掉。

態度，在行為上更進一步去迎合身體的需求，用心體恤身體負擔之後，食量減少了，對食物的選擇更加嚴謹了，復胖的機率就不高了。斷食的動機在長遠的健康經營，生活將因此進入持續進步的軌道，擁抱遠離病痛的人生。

享受暢行無阻的寧靜與純然無暇的乾淨

智慧引言

《做自己生命的主人》作者艾瑞克賽諾威（Eric C. Sinoway）：「什麼是轉折點？根據英特爾創辦人暨前執行長葛洛夫的定義，轉折點是一個徹底顛覆思考與行動的事件。轉折點通常不是小變動，而是在主動或被動的情況下走到人生叉路，邁向截然不同的方向。」

我從輔導斷食的經驗中，觀察到生命態度的影響力，發現積極與消極態度的絕對反差。有些意境無法透過文字去意會，必須進入行動，而且是積極主動的執行力，自從我領悟健康的境界，也接續進入修行的磁場中，我深知「行」的境界遠超過「學」的層級。斷食與絕對健康的連結，起心動念有其關鍵影響力，也就是我再三強調的動機，可是經驗法則把最具決定性的成功關鍵交給了態度，態度除了用心程度，就是主動和被動，積極與消極之間的強烈對比。

會主動安排時間斷食，而且是有計畫執行的人，對於健康已經掌握到自信，對於斷食中身體所呈現的意境已經瞭如指掌。我有幸待在一個熟稔斷食的環境中，我們一群人以傳播斷食的美好為職志，透過口碑，透過感動，很有計畫的影響和我們磁場共振的人。就在撰寫這本書的同時，一群同好再度聚集在年終為身體進行大掃除的共識，我們十人決定以三星期為目標，將身體的廢物做大規模的清掃。這是我從熟悉斷食的八年多以來，第三次執行三星期的斷食淨化，也就是和身體最誠懇的互動與對話。

幾位三星期斷食的新手，在第二週出現力有未逮的求救，我感同身受，畢竟自己也是過來人，在這種很有意義的學習過程，我建議他們把念頭放在自己的福報，而不是一直停留在想念美食的情境畫面中。福報是身體的語言和訊息，身體抓住這麼難得的機會去經營暢通，把五臟六腑的毒垢做全面性的清除，執行者的感受可以用「乾淨」和「寧靜」來形容，在腦部意識和身體意識貫通的同時，可以觀到身體管道的暢通，也可以聽到身體內部空間的清靜。

乾淨的意會來自於每天見證宿便的排出，即使是三個星期，依然是每天排宿便，身為定期斷食的執行者，肯定身體的努力是一種情緒，發覺身體藏汙納垢的恐怖又是另外一種情結。幾乎每位經歷深層斷食的人都發出類似的疑問和讚嘆，為何宿便有一種安置在無底洞的感覺，怎麼挖都挖不完，怎麼清掃都清掃不乾淨，我必須說，這真的是沒有經歷的人過所無法體會的真相。曾經，我用「腸道還有地下室」來解釋這種現象，可是在自己多次的經歷後，我研判事情更有超乎我們認知的空間。

根據自己的經驗感受，我把斷食三星期的二十一天區分成為兩個十天，也就是兩階段的身體淨化。第一階段的後面七天，身體開始運送腸道深層的宿便，也就是前面會有三天左右的能量醞釀期，至於第二階段的十天，身體同時將臟腑器官內的毒垢廢物移送到腸道，和腸道宿便集中後合併排出。就好比不時會在路上看到的道路施工，我以「挖馬路」描述身體在挖宿便和內臟毒素，感覺腸道在施工，感覺身體很忙碌，卻意識到身體即將進入絕對的暢通，血液將是無可比擬的暢行，血球也將不再彼此聚集的執行運輸重任。

邀請你安排自己經歷這些體會，就在必須恢復正常飲食之際，站在身體沒有負擔的立場，也因應身體完全乾淨沒有沾汙的角度，享受那種應該停而不想停，應該復食而不想復食的心境。

〈斷食語錄〉

身為定期斷食的執行者，肯定身體的努力是一種情緒，發覺身體藏汙納垢的恐怖又是另外一種情結。

以終為始，持續精進

—智慧引言—

《熟年力》作者肯戴科沃（**Ken Dychtwald**）：「新時代的熟齡男女認為，長壽不僅是享清福的時間，也是分享所得與所學的時機。現在有數百萬人在思考，享福與留下典範之間該如何拿捏最恰如人意。」

揣測長期在病榻者的心情，我相信那種感覺很接近悔不當初，對應到身旁所有家人與愛人的愛莫能助。我從未經歷過前者，卻在自己從年幼到成長過程中，不斷有後者的豐富經驗。看著長輩生病，去醫院探視前輩，從小就在我父親的工作職場見證病痛，而且有一個軌跡非常的明白，大家都在做同一件事，所有人的解決方案都一致。就是自幼被灌輸的教條，白話的說法就是「生病一定要看醫生」，以我個人的成長背景，那更是一條不容侵犯的鐵則。

難道沒有更好的解決方案嗎？難道沒有第二種甚或第三種選擇嗎？其實人類世界一直不乏類似的聲音出現，我後來理解這些聲音被掩蓋掉的道理，不是不夠大聲，而是無法超越集體的聲音，是不可能突破眾人的力量所圍堵的城牆。當然故事的背後還有故事，問題的後面還有更多問題，這本書就盡量不去探討人類的利益分贓，在我個人的所見所聞中，既得利益真的非常難以撼動，而無明的執著也緊追在後。所以世界就是如此這般的呈現在我們的眼前，少數人的好處由多數人來努力，多數人的病痛可以交由少數人來負責。

我不想談對錯，也不打算製造對立，在我心中，醫療與健康一直都是互相不衝突的存在，我從不企圖取下醫療任何一塊磚瓦，只圖讓自己影響圈範圍都可以活得更好。這就是我個人從貫穿斷食的美好中理出的邏輯脈絡，健康就在個人的行住坐臥之中，在個人的決心與積極主動之中，在個人的良好習慣與謙卑態度之中，如果可以不碰觸醫療，那絕對是各自的本事。居然衍生出一種超乎想像的自信，就從精通斷食之後，我突然在自己的人生藍圖上載明「遠離病痛」的決心，也在人生的長程觀瞻中看到「遠離醫療」的健康與快樂。

我從柯維大師（Stephen R. Covey）的教導中體會到「以終為始」的意義，那是一種大格局的生命態度，意思是在起始的時候已經在心中有終點的清晰圖像。我每每在講述斷食的經驗中談起這樣的意境，因為斷食就是這麼一件必須在開始的時候就知道終點狀況的計畫，脂肪囤積少了，毒素清除了，身體乾淨了，血管暢通了，健康又向前一大步了。透過目標藍圖去對應路徑過程，感覺是大喜悅對照小辛苦，就不會有所謂的困難，更不可能會出現所謂失敗的結果。

老師以「進步」來勉勵學生，進步可以很抽象，也可以透過數字量化，進步應該沒有模稜兩可的空間。就一位中年人的生理狀況，退化可以很無形，老化也在細微的改變中發展，如果當

〈斷食語錄〉

就從精通斷食之後，我突然在自己的人生藍圖上載明「遠離病痛」的決心，也在人生的長程觀瞻中看到「遠離醫療」的健康與快樂。

事人沒有走在健康的軌道上。以我個人的實例，根據八年多以來的照片逐一比對，在正確的軌道上，時間就是最稱職的分母，臉部和身體的線條都顯著雕塑，皮膚的光澤和亮度也持續被關注。這些日子以來，我所做的最大改變當然是持續不間斷的淨化，斷食是我的工作夥伴最常見證的堅持，那些旁邊在吃而我不吃的鏡頭，歷歷在目。

我願意分享自己的進步心得，我也常常以進階期勉自己，畢竟人生是一條不進則退的進階路，進步是責任，不純然只是生存的條件。當然，如果有一種原動力不斷的監督鞭策，進步就變成一種渾然天成的藝術，就好比喜歡讀書的人會把閱讀當成一種享受般。對我而言，邁向不生病的老年是使命，最美好的原動力就是斷食，我並不全然享受斷食的過程，是它的意境和改變的力道讓我為之折服，是它引導生命正軌的能耐再三令我讚嘆。

〈斷食語錄〉

對我而言，邁向不生病的老年是使命，最美好的原動力就是斷食。

魔鬼在何方？

—智慧引言—

《正義：一場思辨之旅》作者邁可桑德爾（Michael J. Sandel）：「亞里士多德說『美德是習慣的結果』，是透過實踐才能學到的東西，『美德就像才藝，要先有練習才能學習。』」

人人都有關於價值認定的特殊經驗，當看到別人很努力在做一件直覺認為自己沒有興趣的事情，或者直接透過主觀認定是毫無價值的作為時，可能立刻轉身走開。有些價值觀偏向個人化，有因人而異的特質，我相信讀書的績效就因人設事，畢竟讀書和成就沒有絕對等號，讀書有沒有用，端看當事人個人的評斷。我這裡所謂讀書泛指求學，至於閱讀習慣就另當別論，我深信閱讀可以培養優質的心性，也深知閱讀開啟更寬廣的人生視野。健康是行為論，不是紙上談兵，行為的背後需要概念論述，需要有謙卑的態度和學識力來牽動。

從民間的一般認知，斷食肯定另類，它顛覆了我們所賴以生存的基礎價值，幾乎所有人都一致認定吃才能活命，飲食與存活之間的連結不容易被打破。這種認知結合了教育和生活，也融入傳播和人性，不論你從吃得到的是滿足感還是幸福感，不論吃對你而言是需求還是欲求，每天體內飢餓和飽足之間的消長，奠定了一種堅不可摧的價值。有些人其實已經意識到吃所造成的健康危害，已經接收到身上發出必須做出改變的訊息呼籲，有點知識水平的人多少出現意識上的覺悟，可是會有一個力量知會他們：沒關係，可以繼續這樣吃的。

人多少具備這種「理所當然」的潛質，合理化自己的行為實際上障礙了我們進步，在我們推廣斷食淨化的經驗中，發現最難淨化的毒垢其實是「腦垢」。有些人不再有進步的條件，因為他們不願意相信所有超越基本認知的資訊，這種被我解讀成「心魔」的個案多到令人無法置信，其實只要他們的杯子稍微清掉一些即可。這種特質的人障礙自己不說，還經常更進一步障礙別人，就我所接觸的個案中，總是有那一位對自己老婆冷言冷語的老公，以及一群關在自己象牙塔裡面，指責別人無知的「發言人」。

再回到所謂「健康行為論」，論述很容易學，主張可以很輕鬆透過嘴巴陳述，發表高論更是每個人的自由，問題總是，沒有經驗要如何主張？沒有做過要如何反對？我所見證的最大問題都在人的無明，直接衝擊的印象是自大，廣泛的邊際效應更加顯現這些人的自私。對於初入門在學習體驗斷食的人而言，魔鬼就在生活周遭，不一定有言詞的煽動，只要在旁邊吃，甚至只要提供食物的飄香，就足以讓不少學員在那一刻豎起白旗投降，並從此給自己經歷斷食的體驗蓋上「失敗」的評價。

我多麼希望自己有能力隨時在他們身旁，在關鍵的時刻給予鼓舞打氣，可是這種想法又違背健康的大原則，這一件必須完全靠自己努力的事，任何人都必須有當下覺悟，體會到該是獨立自主的時候。不論魔鬼是自己，還是別人，你得自我認清，請魔鬼離開，不再干涉自己的進步，不再對美好的健康道路設置路障。意識形態或許不是人的專利，熟悉是一種力量，群體是一種力量，不是真的了悟卻極度堅持的認知就在你我腦袋的某處，進入提升的軌道之前，先拿掉意識形態，眼界勢必會更清晰。

最後再利用本文的一角提醒，一般而言，最妨礙斷食學習的魔鬼角色是距離你最近的醫生，你有機會聽到他說出那一句反對的言論，只要一句不贊成斷食的話，很多人從此沒有機會踏進這一條直達自信而無病痛的康莊大道。

〈斷食語錄〉

最妨礙斷食學習的魔鬼角色是距離你最近的醫生，你有機會聽到他說出那一句反對的言論，只要一句不贊成斷食的話，很多人從此沒有機會踏進這一條直達自信而無病痛的康莊大道。

| CHAPTER 04 |

斷食是洗滌：

斷食配套

酵素搭配益生菌，斷食完美組合

——智慧引言——

《對與錯的人生邏輯課》作者費南多薩巴特（Fernando Savater）：「事實上，我們手中的所有物，同時也在佔有著我們，就像一股相互的張力，我們擁有的也擁有我們。」

十年前，我從益生菌的著作與完整論述中，看到人類健康的新希望，也清楚理解一種趨勢在形成，我當時的說法是「益生菌醫學將是未來的主流醫學」。以「醫學」論述益生菌，對應的當然是抗生素對人類健康所遺留的禍害。討論健康的思考重心不應是抗生素的功效和貢獻，因為對於抗生素，我只看到它對人類健康造成的殘山剩水。腸道生態的菌相因抗生素而失衡，這是製藥邏輯所引發的惡性循環，是抗生素所創造的真菌肆虐（抗生素與真菌乃同一淵源，抗生素無法殺死真菌），是我們過度信任醫療而面對的必然窘境。

健康與不健康兩相對照，對應的就是尊重細菌和不尊重細菌的兩個世界，繼續深究，這就是對生命之源感恩與否的前後對照。在細菌危害生命的陰影下，人類對於細菌和存活之關係竟然都有所覺知，我們仰賴細菌生存，細菌除了在食物鏈中扮演相當重要的角色，也是每一種生物生命力的推手。斷食既然喚醒身體的原始意識，斷食所採用的生命力補給就和細菌脫離不了關係，酵素的製成有賴細菌的發酵本質，斷食的生態條件又提供給有益菌更佳的存活環境。

想像女性分娩和哺乳的自然環境，身體召喚益菌，也集結益菌，產道是益菌的天地，母乳也是益菌的田地。身體不忘保持一個充滿著有益

〈斷食語錄〉

斷食既然喚醒身體的原始意識，斷食所採用的生命力補給就和細菌脫離不了關係，酵素的製成有賴細菌的發酵本質，斷食的生態條件又提供給有益菌更佳的存活環境。

〈斷食語錄〉

斷食的前提是沒有負擔，斷食的要求是沒有風險。

菌的腹地，從健康出發，以讓生命健康延續為大方向。斷食時，必須提供給身體他所需要的材料與營養，一個美好的機緣引領我進入菌與酵素的世界，經過斷食的洗禮，我的腦袋似乎經歷軟體的更換，我的身體也儼然經歷了一場大改造，感覺的層次不再一樣，尤其是嗅覺；看世界的觀點也不再相同，尤其是看人的視窗，多了警覺，多了提醒，當然也多了關照。

斷食的前提是沒有負擔，斷食的要求是沒有風險，在此呼應我早期撰寫《彩虹處方》所提出的兩句標語：「能量取代熱量，少量取代過量」，呼應身體長期對於過量飲食的吶喊，以及熱量過高的警訊。斷食可以解釋成「只供應能量，不提供熱量」，而且是「沒有量的問題，只有質的考量」，完全呼應我對於健康中道的體悟：酵益（能量）、紀律、持續力（記載在《零疾病、真健康：不依賴醫生的80種方法》），三大要件缺一不可。原來健康的三大要素就是斷食的三大要素，原來斷食提供了健康的準面貌，也連結到健康的全貌。

酵素與益生菌乃大自然的原創，它們本來就存在於自然中，本來就是我們身體的一部分，所以斷食理應有還原的力道，斷食就是借助大自然的本有，去掀開身體的本有。酵素與益生菌代表能量世界，疾病代表能量世界的式微，健康反應能量世界的復甦，能量既然是養生的基本要素，就順理成章連結到斷食，讓能量提供給身體養精蓄銳的資糧。讀者可以簡單分析，在補充活菌的行為中，熟食是抵銷了好菌的效應，還是促進了好菌的繁殖？以投資報酬率的觀點，單就補充活菌的效價，是不吃比較高，還是吃比較好？斷食又呼應了哪一種意境？

〈斷食語錄〉

斷食就是借助大自然的本有，
去掀開身體的本有。

肝膽淨化

——智慧引言——

《健康與回春之祕》作者安德烈莫瑞茲（Andreas Moritz）：「若你違抗了大自然的強大力量，就無法創造個人的節律，你脫離自然節律的程度會反應你身體掙扎的程度，也就是你必須處理的身心不舒服或疾病。疾病是激發一個人再度，或第一次，去遵循這些強大且有益的自然律則的方法。」

生命一直透過事件提醒我們，我們勢必得為犯錯的事實付出代價，勢必得承擔違逆自然法則的結果。生病是果，找到因才能根本解決病痛，而不是把生病當作因，去創造一個假的果，然後繼續創造更繁雜的因果。在醫療背景所襯托的環境中成長，我多少有不同於一般人的看見，居然在熟齡之後，我發現醫療已經成為一種意識形態，一種裝載在眾多人思想中的「真理」。很難想像，這種人為制約竟然可以如此根深蒂固，影響人類的生與死。是的，現代人的出生與死亡都綁在醫療的工廠和輸送帶了。

我想起一些對於「肝膽淨化」的民間謬論，你在網路依然搜尋得到，媒體也不時還會有門外漢高談闊論，一些自稱專家的醫生學者則提出質疑，我有必要利用有限的篇幅再度反駁，他們都不理解身體運作脈絡，而且他們都是不曾用心做過肝膽淨化的人。斷食和肝膽淨化有其執行上的默契，借用我尊敬的前輩何永慶老師的書名《清胃腸、淨肝膽、保健康》，這九個字點出斷食和肝膽淨化的異曲同工，也道盡我近十年所能體會的身體意識和健康本質。依然是做與不做、經歷與沒經歷、體會與沒體會之間的分野，我們太迷信很會講的專家，有可能因而阻斷了生路。

身體的運作有其優先順序，肝臟也是，存在必要的優先，然而有時候卻出現非必要的優先，原因來自處理熟食所引起的一連串能量失衡。肝臟功能理論上應優先處理前端的代謝生理，卻因應加工食物和酒精的干預，讓肝臟違逆了身體原本該做的事，淪落到處理後端的排毒生理。說明清楚些，就是身體處理了毒素，包埋了毒素，卻就地掩埋，沒有機會讓它離開肝臟。脂肪包的多半是重金屬毒素，脂肪伴隨著這些毒素，形成脂肪團，事實上這些團塊就是滿佈的毒素，好比多年不曾清掃的垃圾堆放區。

在醫院，這些稱作「病歷」，也是一種「病例」，稱之為脂肪肝或肝臟纖維化，有時候變成膽結石，甚至變成肝硬化。這是不需要探究原因的結果論，從我理解身體的立場看醫療的淪落，這種錯誤認知大有機會扭轉，問題是大家都習慣順從證照和輿論的包庇。健康的主體是身體，不是醫院，健康是回歸身體的運作邏輯，不是醫師的處方邏輯。肝臟的毒垢可以藉由身體的本能清運出，我們只要在行為態度上支持他，提供好的材料給他，只要在平日以斷食調整身體的能量水平，就能讓身體在最短時間之內，進入清除毒素的基礎動能。

肝膽淨化和斷食息息相關，肝膽進行淨化需要斷食當背景，肝膽毒素能順利清除也需要斷食的搭配，有斷食的基礎，肝膽淨化可以執行得更徹底。我個人所參與的淨化營就是一個宣導深層淨化觀念的活動，內容結合了肝膽淨化與斷食，學員可以在活動進行中同時體驗，透過學習與環境的薰陶，醞釀出改變和持續斷食的決心，並不間斷地透過分享心得，期望讓更多人了解斷食與體悟健康世界的美好。

〈斷食語錄〉

肝膽淨化和斷食息息相關，肝膽進行淨化需要斷食的背景，肝膽毒素能順利清除也需要斷食的搭配，有斷食的基礎，肝膽淨化可以執行得更徹底。

半日斷食

—智慧引言—

《我比別人更認真》作者吉歐弗柯文（Geoff Colvin）：「卓越之路要經歷多年的嚴苛考驗，若非全心全力投入，誰都不可能達成。你必須明確知道你想要做什麼，而不是覺得、傾向或考慮自己要做什麼。」

問你一個很簡單的問題：「如果一天必須減少一餐，你會考慮把哪一餐捨棄？」我不曾做過這個問卷調查，可是長期被相關的問題轟炸。有類似疑問的人往往早已有自己堅持的觀點，很想減少飲食量和次數的人多半考慮把晚餐省略，他們的思考邏輯都很雷同：不能去掉早餐，因為早餐很重要，吃早餐的感覺很幸福，專家都說早餐要吃得像皇帝才對。所以就只剩下中餐和晚餐的取捨，中餐經常透過印象分數取勝，因為工作忙碌中必須補充營養，中午往往也是記憶中特別容易飢餓的階段。

想要把晚餐省略掉的人可曾考量營養的需求？事實上並沒有，他們只不過憑個人的喜好及偏見去研判其可行性，也憑生活的記憶去研判改變的可能性。吃就是吃，營養就在食物裡面，既然不從營養需求思考，取捨哪一餐和營養供需應該就無關，可是身體的運作邏輯存在比營養供應還要迫切的價值，也就是毒素的排除，是身體廢棄物質的丟棄。如果從身體的立場去分析三餐的去留，身體會給我們什麼樣的指示？假設這個議題隱藏著健康的大方向，這一條理路應該要經過時間以及個案數的驗證，而非一般人憑個人的主觀去決定。

早餐的魔力有多大，在我推廣和輔導捨棄既有早餐以進行半日斷食的經驗中，發覺這個阻礙盤據在人們的腦海中，幾乎到烙印的程度。有些人甚至不分青紅皂白指責我們誣蔑了早餐的美好，竟然試圖推翻如此重要的生活常識！其實不僅是半日斷食，我們所推廣的七日斷食都謹守安全的原則，早餐不是不吃，是內容物必須調整。在此必須感念日本醫學博士甲田光雄的先知先覺，完全是前輩深具説服力的引導，我們一群人栽進半日斷食的美麗新世界，以「能量取代熱量」為絕對不動搖的原則，以「安全第一」的酵素早餐，取代所有曾經填充肚子的精緻早餐。

我們在台灣所推廣的半日斷食，比起原創意人甲田光雄的方法還來得安全和營養，絕不鼓勵餓肚子，也不會造成任何辛苦。值得一提的，半日斷食的早餐概念也不同於一般的早餐，以酵素飲品為例，類似於每二十分鐘都應該喝水的觀念，也類似打點滴，讓能量以持續供給的方式，等於把早餐稀釋在整個早上中。甲田光雄博士主張「早晨完全空腹，能讓大腸徹底進行排泄作用，將體內堆積的廢物排出體外」，我個人透過執行多年的體驗和輔導心得，見證到半日斷食超越腸道思維的部分，連結到身體的奧妙，也連結到造物的完美創意。

睡眠的科學驗證提出很多超越一般認知的論點，不是睡眠學者的我們，也可以多少觀察到睡眠的奇特過程，除了自己的體驗，也可觀察旁人熟睡的狀態。在研讀睡眠生理之餘，我從睡眠時身體所經歷的階段性改變，驗證身體運用最佳時機進行廢物清運的道理，我們對身體的排毒機制不需要有任何懷疑，那是生物的本能，身體挑選睡眠階段聚焦運作，因為此時不但沒有食物的干擾，還有副交感與退黑激素的加持。白話一點說，我們在熟睡的時候，身體依然忙碌，著眼於妨害健康的所有毒素，試圖要把這些讓身體意識極度礙眼的物質清除掉。

半日斷食實質的意義就是承接身體夜半時的努力，給身體充分的時間和空間去清除廢物。時間就是早晨，空間就是透過時間而有的毒素承載量，當然，半日斷食的價值不是做了一天，也不是做了一個月，而是持續做，做出可觀的心得和體會，做出令自己驚嘆的改變和成效。持續是一種力量，持續也是法則，斷食的執行最簡單也最困難的就是半日斷食，因為容易做，所以簡單，可是持續力卻是多數人的考驗。在我們的推廣心得中，養成好習慣之後，持續變成一件很簡單的行為，半日斷食

〈斷食語錄〉

半日斷食的價值不是做了一天，也不是做了一個月，而是持續做，做出可觀的心得和體會，做出令自己驚嘆的改變和成效。

是不知不覺中醞釀體內無毒世界的習慣，是斷食分類後最容易入門，也是最為多數人所接受的健康法。

斷食七日與健康七千天

——智慧引言——

《關於人生，我確實知道……》作者歐普拉溫芙蕾（**Oprah Winfrey**）：**「靈性即我的本質，以及我的真實身分。一旦對此有所領悟，人生將大幅改變，靈性讓我免於恐懼地活著，並在現實世界中活出我誕生的目的。」**

只要有修行經驗或是經歷過佛學教育的人，都熟悉「依教奉行」四個字，我也不例外。每一種法門或專技的功夫都有深淺之分，因為思考有深度，行動有持續力，兩者都在驗證「依教奉行」。可是最大關鍵不在於思考，而在行動，「依」、「教」、「奉」、「行」的每個字都很關鍵，「依」有其關鍵性，「行」更是具備無法取代的重要性。我看過很會做筆記的人，認識很會讀書考試的人，也見識過求學問功力一流的人，但如果這些人都只是「依」的高手，而沒有「行」的落實，大多不會是特別值得推崇的人，也通常不是留下典範的人。

我長期面對人們對於健康的諸多疑惑，領悟到人的思考中存在很多死穴，很多想法來自於社會制約，是別人所賦予的，也有很多念頭是自己創造的，特別值得一提的是傲慢，它事實上主導了各式的問題。理解別人的傲慢不困難，發掘自己的傲慢才是生命工程，我在卸下傲慢外衣的過程，試圖拆解人性的諸多矛盾與衝突，我想表達的是，我發現問題在於提問的心態和思考背景，許多提問的人並非真心想學習。社會彌漫著不再進步的風氣，一切都是那麼的理所當然，大家都習慣性接收資訊，不管是道聽塗說，還是來自媒體的置入性行銷。

我的「七日斷食」來自前輩的指示，當我清楚怎麼做，而且決定要做，就只有做，沒有其他的疑問。「七日」是一個基礎門檻，是那種有點難又不會太難的挑戰。很多人被第一次的「七日」改變了生命，包括我自己在內。就是那個「依教奉行」、「聽話照做」、用心做與體會的第一次，紮實的改變了我的生涯規劃。常有人質疑：「七天不吃好難」，或是討價還價「為什麼一定要七天？三天不行嗎？」我只能說如果你連這七天都不願意嘗試，那麼只能歸結一句話：「個性決定命運。」

很清晰的觀瞻，可以不可以，行不行，成不成，都反應一個人生命是否具足改變的條件。我的思考經常投射到生命最後的七天，那應該是在七千天之後吧，還是一萬四千天之後呢？如果你現在正好五十歲，你是否很嚮往未來的四十年？當我在陳述類似的觀點時，其實就是我一直提到的「境界」，而只要很用心的做過第一次七日斷食，你就會懂，而不是只有懷疑和質疑。根據我的經驗，一次成功的七日斷食，人生很自然就會有多活七百天的自信，持之以恆後，那七千天就在你的人生健康藍圖中。

至於為何必須設定在「七」這樣的天數，除了之前所陳述的原因，這七天其實也完整呼應腸道的生理運作和結構，也提醒我們平日過量的飲食。可以分成兩個階段來談：在身體能量水平（反應平時的運動量和能量食物的攝取）以及腸道蠕動狀況都不是太差的前提下，身體會在前三天把腸道近期還未清乾淨的糞便移出。接著後面幾天，最不可能清運的宿便才有機會陸續清出，斷食最令人期待的結果才真正揭曉，被形容為「萬病之源」的腸道宿便終於有機會親眼見證，而且嗅極臭，察極黏。

我體會到健康中道有接近修行的意境，來自於它有其不容許侵犯的大方向，我依然得強調這是一條有很多前人步伐的路，是充滿信念和經驗的路。先從被領導起步，接著領導自己，也接受身體的領導，堅持走在大自然所設定好的中道上，此美好圖像有一條軌道，是行出來的軌道，是不間斷的行所開出來的大路。

〈斷食語錄〉

一次成功的七日斷食，人生很自然就會有多活七百天的自信，持之以恆後，那七千天就在你的人生健康藍圖中。

斷食點線面

智慧引言

《七個禮物》作者安迪安德魯斯：「絕對不要再說『這不是我的錯』了，從夏娃咬下第一口禁果開始，失敗者的墓碑上總是象徵性的刻了這句話。能為自己目前的處境負起責任，才有繼續前進的基礎。」

假設一百歲是我們的平均年限，那麼人生有幾個十的倍數年紀？記得我二十歲生日的時候，在大學過自在的生活；三十歲生日的時候，丈母娘還曾經特別送我戒指；四十歲生日的時候，收到一群年輕同仁集體寫的「歲月不饒人」卡片；五十歲生日的時候，在家人為我慶生的現場，我為自己的後半段人生重新規畫全新的藍圖。是的，我正在往迎向六十歲的路上奔馳，每一個階段都對自己的人生有諸多感慨，每一回都有逃避現實的思考在勾引我，不過事實真相是：歲月果真不饒人。

「人老心不老」是一種值得憧憬的目標，但多數人不曾想過「人老身不老」也是一種值得戮力以赴的境界。我願意很客觀的跟讀者描述發生在我身邊的經驗，就是當有點年紀的人出現在我身旁，而且我們的話題討論到彼此的年紀，不分男女，他們的外在呈現都比我年長，可是我總是確信他們年齡比我小，而且幾乎屢試不爽。我的外表呈現由很多因素共同襯托，完全沒有任何處心積慮的痕跡，沒有塗抹保養品，也完全不是熱衷運動的樣子，單純是這份分享健康的工作，讓我的外表比實際年齡少了十來歲。

我強調是工作，因為有時間的刻痕，因為有歲月的堆疊，因為有環境的加持，因為有習慣的養成。我們經常會把注意力擺在一個點上面，譬如業績和成績，譬如疼痛和難過，

〈斷食語錄〉

「人老心不老」是一種值得憧憬的目標，但多數人不曾想過「人老身不老」也是一種值得戮力以赴的境界。

譬如情緒和壓力，就在那個高度，總是看到相同的景觀。只要調整高度，拉高視野，只要忽略掉點的壓力，清楚留意線的經營，最終就能呈現面的美好。如果我是學生，我就是一個重視學習態度的學生；如果我是老師，我就是一個重視紀律的老師，因為我明瞭，態度才是真正的人生。人生路上一直有格局的提示，成功與失敗的消長故事都一再提醒我們，只有面的觀瞻才有圓滿的結局。

健康是目標，健康也是過程，之所以不健康，是因為我們總是忽略了法則，捨棄了真理，健康來自習慣的養成，健康必須存在每日練習的痕跡。藉由這本書，除了引導讀者深入斷食的美好世界，我也同時有責任提醒所有讀者，半日斷食才真正全面建構健康的根基，真正事半功倍就在每天持續的進階中。一樣的，半日斷食需要運用七日斷食的酵素材料，讓自己每天早晨沐浴在土地所孕育的天然食材中，讓身體每天有十多個小時不被烹調食物所干擾，讓身體每天有一半以上的時間維持在高能量的水平。說穿了，這就是免疫力和自癒力所賴以維繫的最關鍵因素。

姑且把一天斷食界定成「輕斷食」，而真正全斷食的基本單位是七天，連續七天才有喚醒身體意識的實力，才具備能量堆疊之後的代謝力。半日斷食的構想和執行方案把斷食合理的落實在每一天，透過每天早上執行「以能量取代熱量」，經由習慣的養成擁抱健康。至於七日全斷食，初學者必須很有計畫性的每一季執行，一樣可以培養成好習慣，而呈現全面性的健康提升。肝膽淨化雖然比較偏向點的性質，卻依然可以進入線的規格，初學者建議以一個月為保守間隔，連續半年執行，之後就可不定期做，進而產生面的效應。

建議你把肝膽淨化、七日斷食和半日斷食整合成一個完整淨化方案，把肝膽淨化的「點」拉長進入一星期斷食的「線」，接著把斷食延續至生活中，養成每日早上半日

〈斷食語錄〉

建議你把肝膽淨化、七日斷食和半日斷食整合成一個完整淨化方案，把肝膽淨化的點拉長進入一星期斷食的線，接著把斷食延續至生活中，養成每日早上半日斷食的好習慣，持之以恆，培養出遠離病痛的優質習慣，形成一個「面」。

斷食的好習慣，持之以恆，培養出遠離病痛的優質習慣，形成一個「面」。這就是所謂「斷食點線面」，是從身體的邏輯思維出發的健康計劃，是依據身體意識的價值順序所設計出來的優質健康習慣，是以排出體內毒素為中心思想的健康套餐。

經過將近十年的時間，慢慢演進成長，慢慢去蕪存菁，慢慢累積成功案例，對於「斷食點線面」的價值，我全然臣服。真正的健康故事都發生在我這幾年所遇到的人，而不是過往的醫療背景，也跟保健食品連結不深，健康應該是從感受到感動，進入生活作息，進入習慣養成，進入感念和感恩。經歷「斷食點線面」的人會有一種深度，或者是深度的體會，或者是深度的信念，可以從他們的眼神看出，有一種飛翔在自信天空的愉悅。

〈斷食語錄〉

所謂「斷食點線面」，是從身體的邏輯思維出發的健康計劃，是依據身體意識的價值順序所設計出來的優質健康習慣，是以排出體內毒素為中心思想的健康套餐。

我有責任誠實告知，如果你依然在點的思考搜尋疾病解方，依然從點的格局處理身體的面，這些點縱然有機會拉成線，卻沒有醞釀成以天為單位的習慣面，不但這套健康計畫不會長久，你也依然體會不到健康的境界。

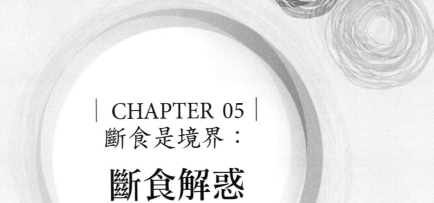

| CHAPTER 05 |

斷食是境界：

斷食解惑

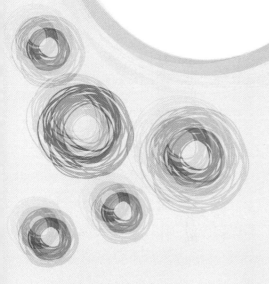

斷食的禁忌

——智慧引言——

《把成功變成習慣》作者博納德羅斯（Bernard Roth）：「你可以獨坐暗室，等著天光照進，也可以起身，走到房間的另一頭，自己打開電燈開關。嘗試做一件事情與實際去做兩者之間大不相同，它們是兩種完全不同的行動，一旦將兩者混為一談，困難就產生了。」

斷食可以沒有禁忌，任何想要取回自己健康主控權的人，都可以做，也都應該做。但在我十年來輔導上萬斷食個案的經驗，我仍提出幾點會導致斷食不成功的警告。基本上，我把斷食的禁忌細分成三部分，材料的禁忌、身體狀況的禁忌和態度的禁忌。

1. 材料的禁忌

嚴格說，材料是第一個禁忌，斷食期間請務必使用營養完整而且調性溫和的酵素。目前已經發展出完全不會有風險的方法和材料，只要實際行動，就能完成成功的斷食。

2. 身體狀況的禁忌

洗腎病人不應斷食，他們的身體現況和體質都不適合。

3. 態度的禁忌

這是最值得提出討論、也是最重要的一部分。

你對生命的態度是什麼？是積極地未雨綢繆，追求每一線的生機，還是消極地認為「活

〈斷食語錄〉

斷食的最大禁忌就是負面思考，就是完全缺乏自信的生命態度，即使口頭上說願意嘗試，但事實上他們不相信這件事可行，也不認為自己做得到。

那麼長幹嘛？」「爛命一條，隨時都在等死」？如果是後者，對生命不存在主控權，距離生病和死亡的距離就近了。

斷食的最大禁忌就是負面思考，就是完全缺乏自信的生命態度。這些人打從心底不相信這件事可行，也不認為自己做得到。即使口頭上說願意嘗試，但幾乎都以失敗收場。

「病入膏肓」就是這種思考方式的結果，是一種幾乎都不碰發球權的極端案例。舉一個我曾經溝通過的個案為例，當事人是一位肝癌末期患者。我對他說明了改變飲食習慣和斷食的道理，以及我知道的成功案例，一個一樣是肝癌末期患者在斷食兩個月後康復的實例。可是說這樣的故事很容易讓聽到的人誤會，如果不說明白，斷食就會被誤解為治療的特效。所有透過斷食而恢復健康的個案都來自當事人的信念，是積極正向的生命力促成了美好的結局。所以當我聽到虛弱的病患說出「那就死馬當活馬醫」的時候，我會嚴厲禁止，因為沒有聽到「我一定要活下去」的宣示。

為何正面思考是如此關鍵？因為斷食時身體的回應有時候不是太好受，尤其是長期都不保養的，身體已經狀況百出的，最後多半會在一長串怨言後放棄。當你只是想要「試試看」，那麼可預見你的斷食是不會成功的。

如果你是真心要和自己身體深層互動，很有誠意去深度認識自己的身體，那麼斷食絕對是一條不偏不倚的正道，因為身體一定會回應你的真誠和努力。

很多人的斷食失敗，是來自於周圍的聲音。舉懷孕婦女為例，嚴格來說懷孕時斷食是可以的，尤其前期應該讓身體醞釀孕育新生命的良好條件和環境，如果當事人有正確觀念和決心，對小生命絕對是加分的事。然而世俗的觀念往往認為孕婦要吃得多、補得多，孕婦只得屈服在強大的反對聲浪和壓力之下。

〈斷食語錄〉

如果真心要和自己身體深層互動，很有誠意去深度認識自己的身體，斷食絕對是一條不偏不倚的正道，因為身體一定會回應你的真誠和努力。

此外我不鼓勵小學生斷食，雖然他們多半已經出現需要斷食的身體狀況，但因為牽涉到的依然是信心和思考，依然是家人朋友和傳統觀念連結太深所造成的困擾和障礙。

現代人的認知病其實比身體病還要嚴重，我發覺上班一輩子的人在退休之後懊惱生命被別人掌控，和不保養的人承受病痛時的心情很接近。這無關書讀得多少，也無關錢賺得多寡，那種出於關心的反對、甚至於為反對而反對的心情都可以理解，可是關心的背後卻是無知，反對的背後其實是無明。如果斷食在十、二十年後即將成為主流，是趨勢所帶動的潮流，是覺知所牽動的順流，我們在此刻已經深入探索斷食的人，不但是引領風潮的人，同時也是改變世界的人。

破解對飢餓的恐懼

—智慧引言—

《幸福的魔法》作者塔爾班夏哈（**Tal Ben-Shahar**）：「在我們的基本需求獲得滿足後，更大的長期快樂通常來自體驗，而非來自物質。雖然體驗可能短暫，物質的東西相伴我們較久，我們會在記憶和談話中一再重溫過往的體驗，而新事物的新鮮與新奇感卻是快速消退。」

如果分別請幼稚園的小朋友和中年人形容飢餓的感覺，他們很有可能會說出大同小異的答案。生命中有很多種感覺實質存在，我們也知道那是什麼，可是想要非常細部的剖析，卻又顯得相當困難。這些幾乎都是和神經傳導有關的感覺，沒錯，就是「感覺」，不太容易說得很明確的一種記憶。肚子餓了，是「有一點餓」、「非常餓」還是「快要餓死了」？尺度在自己身上，同樣的飢餓程度，有人飢餓難耐，有人卻安然自在。有沒有可能，針對飢餓感的不同解讀，呈現在我們身上的是不同的健康狀況？雖然無法量化，卻息息相關。

我從小對人體出現強烈好奇，雖然父親是醫生，我卻不敢提出太多疑問，後來雖然經歷醫學院洗禮，但是和健康有關的突破性領悟，多半還是自學進修的比較多。我從未想過要研究飢餓，說穿了，是不知道飢餓這麼值得探索。然而事實上其複雜的程度和不同解讀的影響程度，巨大到不小心可能決定壽命的長短。和飢餓直接相關的是長期熱衷的食物、近期的飲食喜好與上一餐的飲食內容。一般人解決飢餓最直接聯想到的是「碳水化合物的主食」，成了我們的主觀、習性與桎梏，而這種主食正是所謂「高升糖食物」的範疇。

飢餓的主題非常值得詳細鋪陳，所串聯出來的面向幾乎可以囊括現代人所面臨的健康困擾，直接貼近的議題是血糖，連結到的是糖尿病的全球性蔓延，而比較對症的說法則是「血糖震盪」。我想利用此文很重點的陳述，關於糖尿病，當今社會存在幾近失控的嚴重誤解，幾乎每一位病患都認為自己有胰島素分泌障礙，除了服用降血糖藥物以外，必須要適時補充胰島素。很遺憾類似資訊居然有些個案是來自於主治大夫，而真相是幾乎我們所面對的每一位病患都屬於第二型糖尿病，發病的源頭是細胞的「胰島素阻抗」，禍首則是「血糖震盪」，而血糖不穩定的兇手正是「高升糖食物」。

如果不是經歷斷食的洗禮，我不可能對飢餓感有深刻的體悟。我的體會不單是知識面，而是因為所有要素都在我生命中出現，包括飢餓、碳水化合物主食，和糖尿病（是我家人）的處置。也在我有計畫性執行斷食的過程中，那種自我預設立場的飢餓感，那種或許會餓得太難過的念頭，都曾經出來攪局，我必須承認，那是大腦的記憶釋放出訊息在干擾我。即便是在融會貫通的此刻，我對於飢餓感的記憶都依然鮮明，我必須情商理智出來糾舉，為何？因為我最近吃了米飯，也吃了水餃，也吃了義大利麵，當然我也在歷經三星期斷食和復食後的前幾天，很過癮的吃了一大片披薩。

飢餓是記憶，也是訊息傳導，它不傷身，也不會死人，我們都曾經因忙碌而沒吃。從很餓到不餓，過程中沒有吃到任何食物，但身體不僅更動了訊息，也處理了血糖的失衡，就是在適當時機訓練身體獨立處理類似狀況，而審慎回顧我們現今的生活方便性，正因為處理飢餓太容易，因為飢餓都能快速獲得撫慰，所以我們不再適應飢餓，而且害怕飢餓。還有，我們用來安撫飢餓的食物都是高升糖食物，這兩者之間的連結很紮實，我實在不應該利用此議題去捕捉那個經由速食麵找到慰藉的畫面，那可是高升糖加上防腐劑和調味劑等的上癮組合。

　斷食的資訊最快速的反射性聚焦就是飢餓，如果你的生活符合我前述的所有劇情，我打賭第一時間的反應是「那不關我的事」，或者是「我瘋了才去做斷食」。然而若深思熟慮後的智慧開啟，經常答案就會大不相同，很多朋友和我都走過類似的道路，都是一再的敲打大腦的勇氣中樞後，願意給自己一個改變人生的機會，我通常用「重生」來詮釋斷食的意義，斷食真的不只是找回健康這麼單調的旅程而已。證據已經足夠，我不需要再透過學理上的論述來闡述飢餓感，套一句我經常鼓勵學員的話「你所擔心的事情都不會發生」，再一次提醒，健康如果是你的渴望，那麼一定不是你記憶中的所有情節，應該是你還不曾經歷的重要旅程。

征服飢餓感和掙得健康一樣，必須是計畫加上行動，必須勇敢穿越痛苦和害怕，必須在行動中發掘真相，必須在進步中持續感動自己。

〈斷食語錄〉

我通常用「重生」來詮釋斷食的意義，斷食真的不只是找回健康這麼單調的旅程而已。

最需要斷食的人

——智慧引言——

《大膽思考的力量》作者大衛舒茲（David J.Schwartz）：「大膽思考的人總是能看到事情在未來所能達到的境界，他的思考不會拘限於目前的狀態。」

人生是機緣的組合，生命一直在推出緣分的劇本，當然，是被命運安排，還是勇於安排自己的命運，這是熟齡後的我看待生命非常鮮明的定奪。在二十一世紀的此刻探討健康，我清楚斷食是偉大的議題，我更清楚斷食是人生的美好轉捩點。所以當斷食這樣的議題吸引到你的注意，不論是什麼樣的機緣，不論是刻意還是非刻意，不論你是真好奇或裝裝樣子，我誠懇建議認真當一回事，直到你確實執行，而且領悟身體已經確實回應的道理。

沒有人不需要斷食，這是我的良心主張，但如果針對迫切性，可以做一些分類，以下是必須**即刻進行斷食**的依歸。

1. 重度肥胖者

肥胖來自吃，是不正常飲食習慣的結果，而重度肥胖就是健康狀況讓旁人擔心害怕，已經超越常態性的肥胖。不用再花時間討論他們是怎麼胖的，也不需要聽他們解釋有關遺傳基因或環境因素的無奈，他們需要覺悟，需要被拯救，需要從念頭與態度上去經營轉換。他們最需要的是動機，比較有威力的動機是事件發生的驚恐效應，我曾經親自輔導一位過度肥胖的美國人，建議他從每個月四星期中切割一星期進行斷食，當事人在一年之後才進行，只因為他的腸道息肉嚴重到被醫師恐嚇有進行手術切除的可能性。

〈斷食語錄〉

沒有人不需要斷食，這是我的良心主張。

2.主張「營養至上」與「吃飽有力」的人

此族類有機會囊括七成以上的成年人，有來自專業領域與環境的知識傳遞，大家都主張營養至上，大家都在問候「吃飽沒」，同時在不知不覺中喪失健康的主控權。我個人早期應該也歸類在此族群，因為感同身受，很能體會眾生的無明，都是在飢餓與飽足的更替循環中，我們被食物與營養掌控了大半輩子。我們都曾經在極度飽足中凌駕之前的極度飢餓，所以記憶中把這種滿足感誤解成有力氣，而這樣的記憶將隨著年紀增長而拖累健康，多數人在第一時間抗拒斷食，都是因為這種和吃連結的滿足感作祟，不小心錯過了機會，誤了一生。

3.對健康有所顧慮，感覺自己快生病的人

終其一身不養生的人很多，他們的理由多半是沒有時間，這種聽起來極度荒唐的藉口居然引領很多人在生命的後段悔恨萬分。只要一陣子腹瀉，有人懷疑自己有大腸癌；只要一陣子頭疼，有人擔心自己腦部長東西；只要爬樓梯上

氣不接下氣，有人唯恐自己隨時會中風。這些疑惑不能說完全沒有道理，只是這種思想不必要存在，因為缺乏信心的認知才是生病的開端。至於長期把健康委託給醫療的人，腦袋裡面的被動思維是可以理解的；完全不想認同斷食的人，永遠欠缺自信也是合理的。

4.把吃當作忙碌與壓力慰藉的人

壓力是個超級大族群，把各行各業做細部剖析，和紓壓直接間接連結的行業比例肯定不低，你也許直接聯想到旅遊業和餐飲業，或者聚焦在心理諮商和按摩，皆顯示釋放壓力的廣泛需求。你可能很具體的規劃紓壓途徑，可是透過吃來釋放壓力則隱藏在生活點滴中，也就是你在無形中處理紓壓，透過慰藉放逐壓力，安撫了一方（壓力），卻搞壞了另外一方（健康）。

5.便秘或長期仰賴外力排便的人

我親自輔導過的便秘個案不少，多半是年輕女性，原因多半是潔癖或尷尬，在不是太方便如廁的狀況下，她們選擇讓大腸充當垃圾囤積場。在沒有排便的當天早晨，她們回應身體訊號的第一個念頭是吃，原因或許是「吃很重要」，或許想藉由吃來驅動排便。其實腸道堆積了幾天的食物，當事人必須意識到有必要嚴禁食物進駐，然而在一般生理循環的前提下，不吃顯然不容易，可是經歷有計畫的斷食，情況就可以改觀。值得關注的是，認為自己沒有便秘的人，就一定沒有便秘嗎？

6. 渴望回歸健康世界的人

長期為病痛所困擾的人很容易關起信心的大門，很多人被藥物和治療引到生命的黑谷，對於恢復活力健康已經不抱希望。曾經有過化放療經驗的人更渴望健康的降臨，每天打胰島素的人遲早要發掘這樣過日子的可怕效應，每天都是藥物一把抓的人也會思考到這條路的最終去向。渴求老天爺賜予健康，卻不知可以嘗試逆向思考，顛覆每天都得吃的認知，好讓身體得

〈斷食語錄〉

斷食是動詞，不單是名詞，是必修學分，不是選修。

以啟動昏睡已久的意識。

7. 欠缺斷食學分的健康產業人士

這是斷食之後才有的體悟，原來健康不是理論，不是學問，是行動的產物，是自信的境界。當初點醒我的前輩具備這樣的洞見，提醒我不能光說不練，此刻的我接下相同的使命，願意提醒所有在第一線教導健康常識的前輩老師們，斷食絕非健康產業中被分割出的一種派別，它無關品牌，無關法門派別。關鍵是臣服，是願意被教導，是願意學習體驗，是願意超越自己的專業領域，還有，承認自己過往的不足。

一群人聚在一起討論斷食，和一群人在一起討論數學或化學不同，討論斷食比較接近一群登山客的心得分享。經歷過殺戮戰場的軍人可以說

〈斷食語錄〉

你必須做斷食，才會懂斷食，也才會懂健康是境界的道理。

出和野戰訓練完全不一樣的情景，斷食是動詞，不單是名詞，是必修學分，不是選修。你必須做斷食，才會懂斷食，也才會懂健康是境界的道理。

醫療看不到斷食的境界

—智慧引言—

《還在找藉口嗎？》作者偉恩戴爾（**Wayne W. Dyer**）：「據我的觀察，你想的、說的、做的一切，都有選擇；你不需要照著一成不變的方式思考、說話或做事。一旦放棄選擇，你就一腳踏進了處處是藉口的世界。」

如要要對「治療（Treatment）」這個名詞做出解釋，此刻的我和醫學院學生時期的我，答案截然不同。現在我認為的「治療」，是交給身體下定義，而不是委由醫療方和法律來定義。有個常聽到的名稱叫「延誤治療」，透過媒體放送，連結到道義責任和法律責任，白話的說法是耽誤了正事，比較嚴重的後果是葬送了生命。這就是你我所接受的標準答案式教育，不是黑，就是白，不是對，就是錯，這是醫療串聯法律所訂定的思考框架，影響層面幾乎是全人類的健康與幸福。

一旦「治療」委由法律來定義，就屬於醫療方的天職，成了白袍人員的權責，少了一份證照，你就不被授權談論這件事。我只是想提問，那你的身體每天辛苦協助處理的工程是什麼？你所吃進去那麼複雜的食物是怎麼被處理到最終的結果的？可不要問我這和治療有什麼關係，因為就我所知，就身體的原始結構定調，這才是「治療」（接下來談到身體所策動的治療都加上引號），真正從身體的原始意識出發的每一個訊息和動作，才符合「治療」的定義。

身體無時無刻不在進行「治療」，事實上當身體的異狀被診斷出，醫療尚未接管的時

〈斷食語錄〉

只要我們願意授權，身體就能主動而且自動的處理「治療」，這裡所謂授權是在行為上授權，是在飲食上節制，是盡量不去干擾身體的能量分配，是把身體處理精緻熟食的負擔降到最低。

候，身體也不曾放棄要「治療」。只要我們願意授權，身體就能主動而且自動的處理「治療」，這裡所謂授權是在行為上授權，是在飲食上節制，是盡量不去干擾身體的能量分配，是把身體處理精緻熟食的負擔降到最低。我們很有可能活了一生，卻從未抓住把健康主導權真正交付身體的那一刻，然而一旦你抓到了那一刻，類似「靈動」，就在那一秒鐘，你會意會到前所未有的通達，也就是腦袋和身體之間有了雙向的完美溝通。我把這種體會描述成類似修行所謂的「開悟」，照顧自己的身體的確需要這種開悟，對健康開悟才能理解身體時時在進行「治療」的意境。

是誰延誤就醫了？是誰耽誤治療了？沒錯，就是自己。這是經營健康最基本的邏輯，執掌方向盤的只能是自己，做決定的也是自己，最終承擔後果的一直都是自己，就把箭頭直接對準自己，最後負起全責的依然是自己。享受大快朵頤的是自己，熬夜不睡覺的是自己，偷懶不去運動的也是自己，切記，這些行為的後果就是干擾身體執行任務。這些任務可以描述成排毒，也可以解釋成「治療」。健康就是承擔，當我們習慣把責任推給別人的時候，當社會的氛圍盡是指責他人犯錯的同時，健康的必要元素就逐漸流失，我們被迫訓練自己成為遠離健康的範例。

政治存在意識形態的對立，宗教也多少有意識形態的堅持，無關對錯，只是立場不同，只是有完全不對等的主張。在探索健康的大環境中，居然也有意識型態的著痕，居然會出現為反對而反對的武裝式對峙，從身體的立場，這真是人類經常性的無知和無明。身為已經深度咀嚼過斷食的健康實踐者，我完全可以理解民間所上演的這一齣戲，有感於斷食在名稱上的顛覆性和挑戰性，有感於長期以來每天都有美好的食物滋養著身心，有感於嘴巴和腦袋不時都為了食物而相互取暖。我必須說，還有醫療體系慣有的高度和角度，身為不動如山的領導與指揮中心，他們所熟悉的斷食法是打點滴和營養針，他們指示

〈斷食語錄〉

我提出勇敢嘗試斷食的呼籲，拿掉意識形態之後，從信到行就是漫長的理路，是你我都非經歷不可的美好道路。

你不能吃，是因為你真的沒有進食的條件。

人為的階梯哄抬了醫療的高度，卻依然觀賞不到大自然所營造的境界，可能因為環境不同，也許還有語言和思考邏輯不同的障礙。身為醫療人，身體依然屬於大自然的世界，身為渴望獲得健康的人，當然盡全力迎合大自然的脈絡。我提出勇敢嘗試斷食的呼籲，拿掉意識形態之後，從信到行就是漫長的理路，是你我都非經歷不可的美好道路。

「斷食我做過」？

——智慧引言——

《還在學2》作者金惟純：「每一個我們人生道路上遇到的人，都是不同的緣分，也是不同的功課。要看清楚，那是什麼緣分、什麼功課？需要極大的智慧。但是只要『不願意』，就一定錯過了緣分，放棄了功課。願力，是人生的大修行。」

我正在招募培育一批將會把斷食安插在例行生活中的人，這一批人來自各行各業，各有各的專職工作，可是他們分享健康心得，他們告訴朋友斷食的好處。我們分享斷食的目的很明確，就是確保對方將獲得全然的健康，而且願意成為斷食的分享者和代言人。所以斷食的重點不在做過，有經驗絕對還不足以對健康領悟，在我的經驗中，斷食的經驗可以成為健康的踏板，也有機會成為遠離健康的高牆。

請務必深化斷食，這是我很誠懇的要求，如果斷食有門檻，大門內外的景色真的完全不同。事關思考的方向和層級，那真是一種非常自然的分野，思考正向的人深知持續練習的重要性，反而思考負面的人全專注在沒有食物可以吃的痛苦上。人經由潛意識區分成兩種思考方式的極端，環境的影響力至大，社會的氛圍也扮演相當程度的滲透力，現階段新興的電子媒體也在思考角度方面出現煽動力。辦公室的小圈圈文化削減了員工的成長力，醫院的負面磁場也在無形中影響醫事人員的健康，願意嘗試斷食有其關鍵的第一步，至少思考還不至於負面到抗拒讓自己突破的機會。

斷食的影響力超乎一般人所能想像，穩定執行斷食的人可以達到不可置信的健康境界，也就

〈斷食語錄〉

斷食的重點不在做過，有經驗絕對還不足以對健康領悟，斷食的經驗可以成為健康的踏板，也有機會成為遠離健康的高牆。

是因為身體健康狀況的翻轉，當事人對於人生所勾勒的願景更有信心，正面思考便成為生活中很正常的伴隨。假想長期為慢性病所折磨的人，一旦這些正向的能量在他們身上展現，從願意嘗試到發現改變，從正向體驗到積極執行，從獲得健康到掌握信心。我經常在充滿感恩的眼神中體察生命的美好，我們不過是做了引導和輔導，接下來都必須靠當事人自己的努力，這件事最圓滿之處也在此，就是生命的基本元素，也是健康的基本單位，是自己，一切都是自己必須付出與承擔。

我的原意並非想把有過各式斷食經驗的人都一併歸類到「惡意缺席」的一群，只是希望把為反對而反對的族群先行隔離，把還可以溝通的留在原地。回到溝通與輔導斷食的現場，我曾面對不少這樣的場景，就是他們會回應說：「斷食我做過了」，接下來就是回顧以前是怎麼做斷食的，是什麼樣的機緣，後來成功做了幾天。由於酵素斷食已經被多數人親自體驗過，證實是最安全而且能夠看到成果的方法，所以我個人有屬於自己的經驗法則，然而要請對方務必把杯子倒空，把過去的斷食經驗全部忘記，歸零確實是學習斷食最重要的態度之一。

二十多年前楓漿斷食法盛行一時，不少年長而且記憶還鮮明的前輩都有接觸這種斷食方式的經驗，材料是楓糖、檸檬和辣椒粉，有決心執行的據説都有不錯的成果和心得。我相信這種方式比起單純喝水斷食或是果汁斷食還受歡迎，從執行者辛苦程度的描述可以略知狀況，必須留意的是所有做過楓漿斷食的人並沒有進入習慣的養成，代表這樣的斷食方式和身體的連結並不到位。這些決心很強的斷食前輩倒是有釋放一些資訊，代表斷食是對的保健方向，代表他們從斷食過程中的確有感受到身體的覺醒。

斷食的時候，當身體沒有足夠的醣分可以使用，便轉而燃燒脂肪，對於渴望減肥的人絕對是利多的訊息，問題是燃燒脂肪的副產物乙醯丙酮必須得快速代謝掉，否則會產生丙酮血症，當事人會有昏迷的風險。這會發生在體內酵素嚴重不足的人號上，基本上就是一般飲食習慣的正常結果，以酵素不足的現況去嘗試非酵素斷食，存在比較高的風險，道理在此。使用發酵材料多樣化的酵素來做斷食，除了身體有足夠的酵素原料，足以避開發生丙酮血症的風險，保持在顛峰狀態的身體意識也可以快速辨識出危害身體的毒素，將之轉換而排出。

我請求學習斷食的人忘掉過往經驗的道理在此，因為記住這些已經可以淘汰的方式，不但沒有助益，反而障礙了學習，反而讓自己窒礙難行。

〈斷食語錄〉

使用發酵材料多樣化的酵素斷食，除了身體有足夠的酵素原料，保持在顛峰狀態的身體意識也可以快速辨識危害身體的毒素，將之轉換而排出。

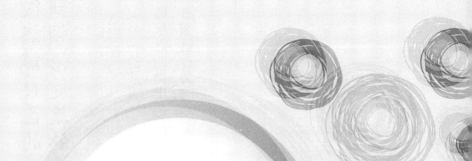

| CHAPTER 06 |

斷食是信念：

斷食的好處、效應與經驗談

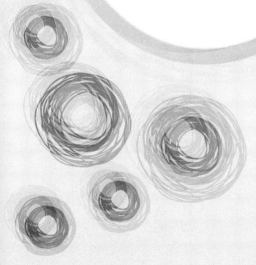

從認識自己的身體，到領悟健康的真諦

──智慧引言──

《最後的演講》作者蘭迪鮑許（Randy Pausch）：「如果要我在平實認真與新潮時髦之間做出選擇，我一定會選擇平實認真，因為新潮時髦只是短暫的，平實認真卻是長久的。」

我曾經在大學擔任教職，觀察學生的學習態度，也體會到態度將會和命運的結局密切相關。看到學生做筆記，我有兩種彼此矛盾的心情，一種是很平常心的喜悅，另一種卻是很強烈的擔憂。那是一種期待別人給答案的習性，一種表面上很認真學習的態度，一群人為了短程目的而必須拚命抄寫，這畫面我們在學生時代經歷過，偶而在外頭演講也見識過。我要問的是學到了什麼，吸收了什麼，又實際做了什麼？

更貼切一點形容，舉男女之間的性愛為例，如果兩造雙方都只為了享受肉體的魚水之歡，和真正用愛情鋪陳了所有必要的點綴之後，在生理和心理所締造的傳輸情境有巨大的不同。這是我們都懂的道理，可是在生活習性中，那種莫名的冷處理掌控了知識的進補，我總是不理解為何事關緊要的事情，都是別人說了算，思考與思辨的力道都繳械了。我的重點是我們的身體，那不是外觀上所看到的形體或肉體，它有其豐富與繁複的內在，何止五臟六腑這幾個字就得以形容其完整和偉大，何止是血肉之軀這樣的形容就能夠讓我們知其奧妙的？

很奇妙的，只是一段時間不進食，只是不讓消化工程在體內啟動，身體居然通了、順了，最奇妙的是上下暢通了，頭部和身體的訊息相通居然也可以感受到了。我舉男女歡愉是有目的的，因為性是屬於上半身和下半身的思考和行為的整合，身體的整體運作也是從頭部到達全身的全面貫通，有斷食經驗的人抓住了這樣的訊號，然而在我們當今的飲食習慣中，傳導的敏銳度卻不在了。我期望讀者都能夠從食物的加工製成到身體的忙碌負擔，把我們長期的生活模式做徹底的檢討和反思，進而啟動斷食計畫的馬達。

身體隨時都在運作，它很忙碌，呼吸、循環、消化、泌尿、生殖、神經、內分泌等幾大系統之間的獨立運作和交互合作，免疫系統在身體裡無所不在，由於其指揮整合與危機處理的職掌，地位提升到和其

〈斷食語錄〉

斷食，讓我們學習交付，我們很單純把身體吸收沒有障礙的有益菌和酵素交給身體，而且有紀律的持續供應，接著就是靜觀身體的每一個動作。

他系統平起平坐，甚至有過之而無不及。事實上免疫系統的重要性也在定期斷食的個體上特別彰顯，因為可以感受到一個安排順序的中樞神經系統的確存在，因為威脅生命安全的毒素必須先行鎖定和移除，因為免疫中樞與腸道益生菌之間的無縫接軌，也逐一在斷食的體驗中被記錄下來。

斷食，讓我們學習交付，我們很單純把身體吸收沒有障礙的有益菌和酵素交給身體，而且有紀律的持續供應，接著就是靜觀身體的每一個動作。斷食，也讓我們學習臣服，領悟到真正的主就在身體裡面，突然知道身體居然是如此的卓越，也熟悉身體居然是如此的神通廣大。斷食，也帶領我們學習到何謂真正的治療，引領我們深入健康的全貌，原來健康就在身體裡面，原來康復就在身體裡面，原來最了不起的療癒就

〈斷食語錄〉

斷食，讓我們學習臣服，領悟到真正的主就在身體裡面，突然也知道身體居然是如此的卓越，也熟悉身體居然是如此的神通廣大。

在身體裡面。

有深度的思考不是平面式的思考，是三度空間的思考，是搭配行動的思考，是反覆驗證的思考。學習健康需要一種動態的指引，認識健康需要一個保持進步的通道，掌握健康需要一種使思考與行動不至於停滯的態度，而不是又回到抄筆記學習的片刻。環境汙染，觀念迷失，健康淪喪，不能只是紙上談兵了，你需要勇敢告訴自己：讓身體休息吧，從一天開始，給身體充分的時間蓄勢待發吧。

〈斷食語錄〉

斷食，帶領我們學習到何謂真正的治療，也引領我們深入健康的全貌，原來健康就在身體裡面，原來康復就在身體裡面，原來最了不起的療癒就在身體裡面。

從喚醒身體意識，到免疫系統完全復甦

——智慧引言——

《從種子看見大樹》作者托久塞欽可瑞（**Tojo Thaichenkery**）：「賞識力就是能從現狀中察覺內在積極生成潛能的能力，簡單的說，賞識力就是能在橡子裡看到高大橡樹的能力。以隱喻來說，就是看到的不只是現在一個小小的堅果種子，而是看到這顆種子如何隨著時間而長出粗壯的枝幹和濃密的樹葉。」

我喜歡在書堆中挖寶，我也樂於在一個音樂賣場中憑當時的靈感找到自己中意的音樂，這些基本上和我喜歡思考和寫作有關。把不存在的東西變成實實在在的物品，我相信是所有產品研發者最得意的事情，應該也是眾多創意高手的生命力所在。一個音樂創作者幾秒鐘的靈感可以創造好幾百萬人美好的心靈饗宴，光是這一點，我經常深覺不可思議，所以我珍惜思考力，並願意好好珍惜自己的「腦意識」。可是這樣的想法必須更具體明白，我願意很誠懇的面對自己，問題來了，我知道我的「腦意識」還不只存在頭部，還有肚子裡面的另外一個腦。

打從我知道人體是靈性的組合開始，我就更加確信這個隨時跟著我們的身體有其永遠挖掘不完的祕密，因為光是駐守在腸道裡面的免疫系統，就有細數不盡的學問。我問自己：大腦有創意，可以天馬行空的思考，腹腦就沒有嗎？就我探索健康世界這麼長時間，而且這麼深入的心得，我清楚腹腦比大腦還要厲害，因為它很少犯錯，理論上它不會犯錯，通常犯錯的都是頭上的那個腦。清楚身體運作的脈絡是腹腦的本能，協助我們經營健康的內部體系平衡是腹腦的職責，看得到身體內部各種毒素的囤積位置的是腹腦，和住在身體的有益菌組成防衛武力的也是腹腦。

在分析腹腦的潛力時，有一個議題出現了：如果腹腦有這麼強的潛能，那麼干擾或是障礙其能力展現的又是什麼？在回答之前必須先說明身體內部的生化作用，無論是一個痛覺的傳輸、一個白血球吃掉一顆細菌，或者免疫細胞執行抗體抗原的辨識與摧毀，全都有賴特殊的生化作用，而所有生化反應都有酵素的參與。

我相信我的意圖已經被你拆穿，千辛萬苦解釋這一段，為的就是把思考帶到斷食。我再強調一次，如果提到腹腦，你從頭到尾一頭霧水，正是因為你的身體內部充滿了干擾，那些來自於食物所引起的負擔和障礙，那些來自於慾望和習慣所創造的壅塞和囤積。千萬不要難過，也無須自責，這不是你的問題，你一點都不孤單，這是全人類的共業，所有生長在這個時代的人都要面對的難題。

我同時想利用這個機會陳述，我們生長在台灣是極其幸福的，同時在台灣鄰近的中國大陸和東南亞地區，據我知道也就近分享到台灣這塊

〈斷食語錄〉

洗刷塵埃是喜悅的，移除路障是開心的，這是身體的訊息，是身為斷食執行者可以清楚掌握到的心路歷程。

寶島所孕育出來的寶藏，就是斷食專用的營養酵素。

嚴格說，免疫系統和身體意識是同一件事，只是不同的表達方式，只是演繹健康而呈現不一樣的意境。洗刷塵埃是喜悅的，移除路障是開心的，這是身體的訊息，是身為斷食執行者可以清楚掌握到的心路歷程。以很粗淺的方式評量斷食，就是讓身體就是在沒有熟食進來的大前提下，得以盡情的處理路障，得以把所有管道間的任意堆放都順利清除，而就是這些干擾物導致身體意識長期的昏迷和沉睡。斷食之所以讓身體驚喜，就在身體意識突然全面覺醒那一刻，那種終於可以好好大掃除的雀躍，只要你想想忍受髒亂很久很久的心情，我想你就會懂了。

斷食之後，聞到很香很香的炸雞腿，怎麼感覺一陣子噁心？就是這種嗅覺體驗上的轉變，斷

〈斷食語錄〉

斷食之所以讓身體驚喜，就在身體意識突然全面覺醒那一刻，那種終於可以好好大掃除的雀躍。

食者感知到一種改變與提升，是從身體釋放出來的訊息，一種不經過斷食不曾有過的傳輸。

接著，是對吃飽的尺度，怎麼才是過去的一半食量，身體已經釋出不能再吃的訊息？怎麼腦袋還想繼續品嚐，身體卻嚴厲拒絕？態度很誠懇的執行者會抓住這一刻的覺知，對於斷食很當真，對於獲致健康很執著的人，這種境界不會只是記憶，不但會永生難忘，而且絕對穩定進階。

〈斷食語錄〉

斷食者感知到一種改變與提升，從身體釋放出來的訊息，一種不經過斷食不曾有過的傳輸。

進階不難，只要持續練習。我從小學習鋼琴，熟悉練習和進階之間的關係，我要求自己每天寫文章，也是為了維持在一定的頻率，那就是一種進步的動能。

如果少了半日斷食，執行斷食的人或許也會遠離進步的頻率，在我眼前一直就是門內和門外的不同氛圍，不聽話的學員離開了，不做半日斷食的人放棄了，最後在他們的話語中，斷食依然是瘋子所熱衷的遊戲。維持在軌道內的人最後都共同分享一則心得，突然發現自己好幾年沒有感冒了，原來沉睡多年的免疫系統終於完全復甦了。

從燃燒多餘脂肪，到腸道宿便的大掃除

—智慧引言—

《請問侯文詠》作者侯文詠：「從結果—計畫—每日—此時此刻的練習，那些無法掌握的事情，變成了能夠掌握的事情。而我們的注意力，也從到底會不會成功這些虛無飄渺的質疑，變成了很實質的，此時此刻的投入與訓練。」

新加坡著名的人瑞許哲女士在幾年前辭世，享年一百一十三歲。我在探索身體能量世界的初期，看過她一百零八歲時的受訪影帶，她提到：「一個人不需要吃那麼多，因為習慣了吃三次、四次、五次，其實很浪費時間……」，正是她最經典的價值論述。她是一位每天可以只吃一顆蘋果，甚至只喝一杯酸奶就足以裹腹的人，她把收到的捐款全數捐給貧窮人家，自己穿的衣服是別人丟

在回收衣物裡面，撿過來修改的。我相信對於「少」的體會，無人能出其右，在人類近代史中，能夠把健康境界詮釋得淋漓盡致者，就屬許哲女士了。

人到底可以撐多久不進食？許哲女士的實例提供了明確的方向，不少災難現場也都提供了有力的證據。理論上身體愈顯肥胖的人愈有不吃的實力，問題在身體內的生理需求和記憶索求，反而讓肥胖的人無法承受腦袋的需求壓力。身體的實力是一個指標，而個人的決心耐力又是另外一個重要因素。劇本又再度回到我的經驗法則，不論胖與瘦，所有人的共同目標是健康，那真是個虛虛實實的目標，可是經驗告訴我，目標還不是關鍵，關鍵是在決心。

健康的目標很遙遠，充滿想像空間，那條漸近線還是有其存在價值，那種接近又無法直接貼近的美好，永遠提供我們努力與進步的動力空間。所以我們就試著把目標拉近，也就是大目標切割成小目標，在有效射程之內，確保自己可以達陣。那種超級胖可以減重到超級標準的例子不少，可是操作方式必須是在生活中置入目標和決心，這樣就可以確保不會再復胖。所有失敗與成功的案例都在我眼前，他們的軌跡我都掌握到了，「想要」和「絕對要」不同，「試試看」和「我可以」在地平線的兩端。

去年在活動場合認識一位體重接近一百公斤的林小姐，雖然我和她已經在網路平台連結，但當她公開宣示將以成為影星「席曼寧」為目標時，現場產生了不少對她的目標很有信心的粉絲，包括我在內。當粉絲有了，目標明確了，決心也出來了，剩下的就是時間表了，我們鼓勵她以半年燒掉三十公斤為目標，這已經是我們團隊近期最為人稱道的成功案例。不是減重成功，是執行的毅力態度，是每個月都至少執行一星期斷食的決心，這位「席曼寧」甚至超越了我們的約定，不管是目標的達成，或是斷食的深度。

人類的思想一直在翻新，更精采的劇情鼓勵更多的人改變人生，心態果真是不斷進步或原地踏步的關鍵。我們有機會深刻察覺，當別人在進步的同時，原地不動的你，其實是持續在退

〈斷食語錄〉

願意改變是一種持續進步的心態，而斷食就是健康大躍進的轉折點。

步的狀態。將近二十年的時間在保健養生領域，我有機會觀察到願意改變是一種持續進步的心態，而斷食就是健康大躍進的轉折點，那是一種正坐在進步列車中的感覺，當然有太多不願意上車者所無法體察的快意。其實我不太懂那些堅持反對者的心態，我也不大願意去評論那種滿肚子台階的傲慢心態，我們都知道擁有駕照沒有多大意義，不會開車就是不會開車。

傲慢來自於自卑，或恐懼，缺乏安全感是多數高談闊論者的罩門，反對者的論述中多半隱藏著害怕。我有責任告訴你，身體壅塞和身體清爽是兩種截然不同的處境，這兩種極端都擁有各自的擁護者，而兩造雙方都很難理解對方的執著。從壅塞到清爽代表垃圾出清的過程，我經歷過這一段美好的旅程，就知道身體處心積慮在燃燒多餘的脂肪，身體線條的改變就是明證，皮膚愈加滑嫩也是證明。經驗告訴我，宿便清除提供很紮實的「運毒」效應，那一堆黏附在馬桶上的東西感覺不是足以威脅健康的量，因為我們總是不願意給自己看到實際累積的量。

宿便的殺傷力有多可觀，用講的不算數，自己可以在廁所聞排出來的部分，至於留在身上的，則有嗅覺疲勞的隱憂。味道正好是斷食可供旁觀者體驗的一種尺度，一個人身上的特殊體味可能是熟識者的無奈，就好比臉上的斑一樣，它就是存在了，就是有接下來終身跟隨的態勢。「肉與臭」是我長期在記錄的健康心得，很多年長者身上那令人無法承受的「重」，在生命所規劃的既有路徑，身體的體味總是揮之不去，而斷食就是那迎新送舊的熱鬧盛會。是真的不可思議，可是軌跡脈絡卻又是那麼的清晰明白，只要例行性的斷食，就可輕鬆做個不強迫身旁的人聞到難聞味道的人。

〈斷食語錄〉

在生命所規劃的既有路徑，身體的體味總是揮之不去，而斷食就是那迎新送舊的熱鬧盛會。

從空腹的初體驗，到食量與體質的轉換

——智慧引言——

《少，但是更好》作者葛瑞格麥基昂（**Greg McKeown**）：「被認為出自法國劇作家暨小說家雨果的一句名言是這麼說的，『世界上最強大的，莫過於一個是逢其時的概念。』『少，但是更好』就是一個是逢其時的原則。」

談一下「吃」與「活」的因果關係，問題是：我們到底是為吃而活，還是為活而吃？不加以邏輯結構化，有時候這兩者乍看之下接近同一概念，反正就是把吃和活兩者攪和在一起。聽到「不吃」的概念，馬上以「那怎麼可能」回應的，基本上都是被熟食文明綁架的人，都是被人類所創的食物分子完全壟罩的現代人。其實那就是情境，是情境讓我們無法自拔，這樣的情境充滿了高升糖食物的身影，也充斥著人類所發明的加工食物，有一種很容易飢餓的記憶在流竄。

在不斷食的狀況下，我也在這種情境中，差別在我已經脫離被食物控制的陰霾，雖然偶而也會經歷意志力薄弱的時候，偶而也會在特殊的情境中稍稍放縱，譬如出國散心的短暫旅程。我想透過這本書向讀者表明一個方向和立場，應該說懂得斷食的人更有享受美食的實力和能力，針對吃美食的幸福感，我建議意志力不要缺席，讓品嚐成為享受美食的主軸，而不是慾望和慰藉任意揮灑的天堂。所以我反對「斷食是為了享受美食」的說法，這種詮釋方式有點偏離斷食的原始動機，容易誤導成：「因為斷食而可以肆無忌憚的大吃」。再強調一次比較合乎真實狀

〈斷食語錄〉

我反對「斷食是為了享受美食」的說法，這種詮釋方式，容易誤導成：「因為斷食而可以肆無忌憚的大吃」。比較合乎真實狀況的解釋，「懂斷食的人是可以吃美食的」。

況的解釋，這個方向很清楚：「懂斷食的人是可以吃美食的」。

斷食是一條回家的路，是回到「身體」這個家的美好道路。這條路原始並不存在，畢竟造物的原創不是要人類這樣吃，我們可以把食物處理得很精緻，可是並不需要把食量擴大到如此失控的地步。家需要的是簡單的食材、天然的食物和有能力自我回收給大自然的糧食，演化的確提供調適與進化的能力，環境與生存力的改變是一條漫長的路，任何在很短時間之內快速變化的設計都不適用於生物體。在人類的集體意識中，充滿自我膨脹和不落人後的動念，想要更突出、想要贏，這些意念當然成就了文明與科技的發達，同時也大量交付給身體他無法快速回應的改變。

身體進入太多食物和完全沒有食物，屬於兩種感受上的極端，就是飽與飢餓在民間被設定好

〈斷食語錄〉

斷食是一條回家的路，回到「身體」這個家的美好道路。

價值方向，是吃與健康的連結，是食物與營養的絕對串聯，是活得好與活得差的強烈對比，最後，問候吃飽是一種禮節，讓客人吃飽變成一種禮儀。將心比心，如果我招待客人，我也一定努力創造賓至如歸的情境，我一定不會讓客人感覺不夠吃，倒是會努力在食材的選擇上減輕客人身體的負擔，同時可以在恰如其分的尺度上做到盡善盡美。至於空腹，那是需要特別教育和提醒的健康學分，直接要求空腹禁食有點強人所難，還是得從斷食的動機與信心激化開始。

將近二十年前，我閱讀到一篇有關預言中國大陸年輕學子未來競爭力的文章，那時候的台灣完全感受不到這樣的壓力，也就是說，對岸的學習態度與競爭潛力完全不在我們的認知範圍。二十年後的今天，我們不從政治面與經濟面去探討中國的實力，只要走一趟鄰近的日本，從所有大眾運輸系統和包括餐館在內的零售業者，一律準備中文的廣播和文字服務這點來看，就可略見端倪。我想透過這個事實強調一個道理，趨勢是可以被看到的，一件從本質上論證的事情將會在時間的演繹中完整呈現，而斷食絕對會有成為主流觀念的一天。

強大不可能只仰賴「量」，還必須倚重「質」。如果中國只靠人海戰術，不需要時間就可以很強大，人文素質不會永久是台灣的優勢，時間一定提供相當可觀的變數。回到個人健康的修煉，每個人都得慎重考量自己的時間因素，你只要不夠努力，別人很快就超越你，一件對的事情被你的主觀傲慢嫌棄，最終你就是坐以待斃的那個人。斷食的論證已經多到足以讓你採取行動，空腹的考驗早就是你我都必須練習的試題，而我們居然還得花時間討論身體有沒有實力去經歷一段時間沒有進食的風險。

如果此刻我依然維持十幾年前的食量，無法想像自己現在的健康狀況，還有外貌體態。經過斷食的演練，我體會出身體也可以接受訓練的道理，所以我經常分享持續練習的威力，因為清楚自己的年紀已經沒有蹉跎的本錢。我的體質也終於在斷食的洗禮中改變，不再有年輕時候的食量，不再是飢餓導向的生活，終於不再有要用力上廁所的必要，也不再是眾朋友心目中的「胖胖哥」。

青春期時的我是滿臉痘痘，成年之後不時也會有影響觀瞻的臉上凸起物，因為有排不完的食物毒素。如今，看到我的臉上肌膚，很多人不禁會詢問這位中年阿伯是如何保養的，我的答覆都是同一套理論和經驗法則，一切都從我的空腹初體驗開始，從我決定嘗試人生第一次七日斷時開始，接下來才是持續每日半日斷食的持續練習與訓練，一直到食量與體質的全然轉換。

〈斷食語錄〉

斷食的論證已經多到足以讓你採取行動，空腹的考驗早就是你我都必須練習的試題。

從疾病的逆轉，到掌握不生病的自信

—智慧引言—

《第三選擇》作者史蒂芬柯維（Stephen R. Covey）：「來自內在的成功則是真正的、本質上的成功，也就是對自己感到滿意、發掘出自己的長處、因為尊重別人及尊重自己所獲得的快樂、因為做出獨特貢獻而產生的深刻滿足、因為誠實、為人提供優秀服務而得到的快感。」

從沒有病到全身都是病是一條路，從病入膏肓到完全沒有病也是一條路。我的認知，這兩條路都是人為，撇除因果業力因素不談，無關細菌病毒，無關環境毒素，都是習性和任性，都是惰性和貪性所造成。生病那一條路可能有別人的因素，就是生病的人在完全無知的狀態下接受引導，在我的所見所聞中，家人和醫生是兩大關鍵角色。家人創造了生病的環境和習性，提供了讓身體抵抗力變差的飲食；醫生則引導出更多病痛的路徑，給予生病的人無力招架的化學藥物。

我無意指控任何一位醫師，吃藥導致生病的人衍生出更多的病痛，這是現象，不是特定醫師的問題，可是醫事人員依然得負起道義上的責任。只是一陣子血糖不穩定，最終卻變成長期服用降血糖藥物的人很多，我清楚這是醫師本身知識觀念的淪落，同時服藥也施打胰島素的個案持續出現，也讓我體會出一種提醒社會的責任。問題是從疾病纏身到全然健康，不再存在他人的力量，鼓勵當然重要，支持當然不能或缺，可是這個人為因素沒有他人的責任，只有自己。

承軍是很近期的貼身實例，他是一位被胰島素和各種三高藥物折騰到幾乎要沒有自信的男人。他才不過四十歲多一些，美好人生才正要起步，然而壓力、熬夜、不正常飲食等長期轟炸的結果，身體終於出現嚴重的失序，幾乎是去年的此時，醫師建議他要有接受洗腎的心理準備。

現在的承軍依然監控血糖值，可是他比之前健康許多，也不需要洗腎，當然藥物都停了。他並沒有接受其他的療法或療程，只是選擇讓身體休息，讓身體進行淨化，透過斷食去體會身體的語言，當身體意識覺醒過來。幾乎每個人一生都得經歷失去和獲得的過程，生命和身體的掌控權都是如此，別人的意志和自己的意志劃分出不同方向的路，自己的身體會發出屬於自己的聲音，靈性與身體意識都有非常明確的意向，我們該學習的是順從靈性與身體意識，而非駕馭。

把主控權還給自己的身體，疾病就逆轉，健康的目標就在前方了。斷食就是逆轉的按鈕，是健康的方向盤，是掌握健康自信的源頭，是邁向不生病境界最不可思議的啟動馬達。健康是讓身體乾淨和清淨，它有一段清理毒素廢物的過程，而且是確實精準的清理，而這樣的境界只有身體做得到，只有身體知道哪裡有

〈斷食語錄〉

斷食就是逆轉的按鈕，是健康的方向盤，是掌握健康自信的源頭，是邁向不生病境界最不可思議的啟動馬達。

威脅健康的毒垢存在。斷食就是情商身體進行大掃除，讓身體依最確實的優先順序去燃燒脂肪，同時清出毒素。

健康之所以有所謂境界的描繪，就在這種抓住身體訊息的體悟，就是這種完全理出身體脈絡邏輯後的喜悅。我曾經把斷食後的自信和登山客的心境相互譬喻，雖然我不是山林冒險家，可是有粗淺的爬山經驗，也熟悉電影中所刻畫的登山內容，沿途的美麗景觀與登頂後的信念都可以媲美斷食的路程。我已經不去強調自己做了幾次斷食，因為它已經是我生活裡的一部分，哪需要再去記錄一共爬了幾階？對自己負責的事就只有去做和不做，就只有勇敢嘗試和刻意逃避，就只有熟悉和陌生兩種。

〈斷食語錄〉

斷食，即將是20年後的主流，邀請你站穩趨勢的前鋒，成為改善下一代健康中流砥柱的一塊磚。

寫這本書的動機一如在前言所提，這是一種技能，是一種可以幫助很多很多人的專技。如果你做了、懂了、會了、熟練了、有能力傳承了，而且確認這是一件利人利己的事情，你如何能繼續停在原地，而不去執行分享利他的計畫？我期望這是一本行動書，不是閱讀後放在書架上的書，是有意願進入下一階段的動機，是有進一步探索斷食境地的誠意，接著，是有動能接續傳播斷食的力道。

斷食，即將是二十年後的主流，邀請你站穩趨勢的前鋒，成為改善下一代健康中流砥柱的一塊磚。

| CHAPTER 07 |

斷食是慈悲：

斷食與復食

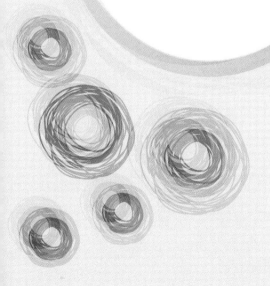

一星期有八天

—智慧引言—

《與時間有約》作者史蒂芬柯維（Stephen R. Covey）：「我們不能撒幾顆種子，什麼都不管就離開，卻期待回來時能看到花團錦簇。唯有平常不斷的灌溉、栽培、除草，才可能享受豐收的快樂。」

時間是一種概念，相同的時間長度可以得到完全迥異的評價。我還記得自己當年服兵役的前三個月，是我唯一接觸到槍枝的三個月，也是印象中時間過得最慢的三個月。好比情侶兩人相隔兩地達三個月，那真是漫長的三個月，當兩人有機會膩在一起三個月，那可是光陰似箭的三個月。時間，就在我們的價值評估體系中接受評定，配合我們的情緒和心境，也關乎我們是否喜樂於忙碌或是進行中的事情。現在，捫心自問，一星期的七天是不是感覺才那麼一下子的專注或神遊，就過去了？

假設，你已經清楚斷食是讓身體回歸健康運作的良方，而且也願意嘗試，可是當這必須遠離食物的七天閃過自己腦袋的第一時間，這七天是長，還是短？從我自己到我所輔導的每一個案，都是相同的經驗值，那一聲表達詫異的回應，我可是一點也不陌生：「什麼？七天！那怎麼得了？」當然，所有人都會在深思熟慮之後，調整時間的經驗值，接著進入那「漫長」的處女斷食行。任何事情都有那令人忐忑不安的第一次，可是讓酵素來協助初學者適應時間的煎熬，我的經驗值是美好而且平順，動機明確的人都給予高度評價。

「斷食期間是否可以正常作息」，是多數人最初期的疑問，我的答覆總是「再正常不過的生活起居」，而且還可以爬山、跳舞、打籃球。我個人的第一次斷食就發覺時間的概念在變動，就在我經過繁忙的市中心，看到中午休息時間大群上班族外出覓食的畫面。我想到正在斷食的某人，已經趴在辦公桌上午休，或者可以繼續把未完成的公事處理完畢，或者可以帶著酵素走到附近的公園，進行難得的日光浴，還可以有個小空檔到賣場去購買民生日用品。最精彩的部分發生在身體內部，當所有人的身體都在進行分解食物的工程時，斷食者的體內悄悄進行癌細胞與毒素的鑑定和移除。

我們一天平均要花多少時間在用餐這檔事？可以好好算一下自己投資在三餐的時間成本，不要遺漏在早餐店吃蛋餅的時間，不能遺漏在路旁早餐車排隊等候火腿加蛋三明治的時間，更不能漏算你坐在辦公桌前看報紙吃飯糰的時間，如果這是你們老闆所容許的行為。中餐是最精彩的部分了，應酬、交際、客戶拜會、老朋友邀約都聯合上演，不能忽略那一群窩在連鎖咖啡館的角落，很過癮的罵老闆和聊辦公室八卦的同事，還有偷摸於半個小時去和女友約會的老鳥。一天的作息中總是有這一段合理化的時間消耗，反正就是要吃，反正就是得吃，反正利用中午消磨時間，天經地義。

如果中午都是純用餐，那麼晚餐時間對很多都會人士來說，是不可或缺的應酬時段。不管是迎新送舊，還是慶功犒賞，一夥人圍在圓桌吃飯，少說要花兩個小時，就不去算任何型態的續攤，我們還真得承認，吃晚餐花掉我們一天中最多的時間。我們太高估三餐的價值，把生命的美好時光都投資在吃，會出現那麼一天或一刻，面對不再容許自己這樣吃下去的現實，重新衡量自己人生的價值，或許就會感到「悔不當初」。

我很喜歡北卡羅來納大學傑若貝爾（Gerald Bell）教授的生命價值研究，那是四千名退休高級主管的簡單問卷調查，題目是「如果生命可以重來一次，你會有哪些不同的做法？」結論是完全沒有爭議的群體共識，沒有人願意再把時間投入在那不符合自我價值的工作，即便是高薪，即便曾經很有成就感。時間與健康是這項調查的重要呈現，也正是我們的人生中一旦失去就回不來的價值。我強化了吃與時間的連結，這是民間所有人群習性中被嚴重誤判的價值信仰，當然，最終還是回到這樣的錯誤價值所釀起的健康災難。

把吃與時間的關聯很審慎的放在自己腦袋盤算，平均每人一天的花費是三小時，很合理的分攤在一天都習慣要吃三餐的人類作息。所以我提供一個對比的計算方式，在斷食一星期的人身上，每個人每天都可以多出三個小時的時間，和過去的作息方式相對照，斷食者一天可以有二十七個小時，斷食一星期就足足多出了一天，所以斷食七天的人在當週的時間多出了將近一天，一星期可以有八天之多。我們應該不需要花時間討論一天實際上有多少小時，這種邏輯分析很單純強調價值，時間必須和價值充分的密合，健康的絕對性價值必須透過時間來堆疊。

〈斷食語錄〉

在斷食一星期的人身上，每個人每天都可以多出三個小時的時間，和過去的作息方式相對照，斷食者一天可以有27個小時。

思念食物的感覺真好

—智慧引言—

《每天最重要的2小時》作者喬許戴維斯（Josh Davis）：「讓你的心思有意地漫遊，和完全走上岔路不回頭，是兩碼子事。事實上，讓心思漫遊有助於避免你的心思轉移到岔路上，它是一種有用的替代方案，不至於讓你真正分心離題。」

有一次我做斷食，不記得那一次我斷了幾天，時間應該不算短，但清楚記得自己做了一件感覺很有意義的事情。我坐在電腦前，非常仔細的記錄雜誌上所報導的美食餐館，只要是照片讓我食慾大開的，一律完整記載在我的文件檔案內。當然我腦袋裡所想的，不算是計畫，只是預先盤算好美食探索行程，打算就在斷食結束之後，好好光顧外頭的美食饗宴。

人生的「境」很奇妙，念頭因為境而產生，想法因為境而萌芽，境提供了感受，境也賦予了與境相關的靈感。人是情境的動物，人也是環境的產物，情境勾引出特殊的動機，培養出特有的習慣，很多行為舉止都很單純呼應情境，就是依附於環境的屬性。當環境一旦消失不見，因環境而存在的行為就沒有存在的意義，環境有可能是實質的東西，譬如公司換了老闆，公司遷移到別的城市；環境也可能提供虛擬的情境，譬如忠誠度，譬如思念，譬如政治或是宗教的意識形態。

斷食營造了不吃的情境，同時也營造想念食物的情境，前者是一種信心的展現，後者是一種期待的心境。還記得在我電腦檔案裡面的餐館資料嗎？這個檔案後來因為電腦更新而遺失，不過在遺失檔案之前，我又經歷了多次的斷食計畫，可是卻從來不曾安排時間去光顧那些餐廳。我想說的是，期待是一種美好的感覺，不是空泛的等待，而是信心十足的期盼。就像那種家人一定會在機場迎接的信念，那種女友將會到車站等候的殷盼，事情還未發生，卻可以很有畫面的憧憬那一刻的美好。

不管七天是長還是短，不管你已經進行到第幾天了，七天很快就要完成，斷食計畫即將功德圓滿，成功與否都完全掌握在自己的手上。就情境所提供的邏輯思考，斷食非常符合「延遲享樂」的概念，套一句民間最通俗的鼓勵用語，就是「先苦後甘」，也就是我最常舉例的「先別急著吃棉花糖」實驗。人生非常需要這種大格局的心態養成，如果可以從小就訓練類似的思考模式，我可以肯定當事人未來的成就一定不凡。斷食當然是一種信心演練，也是一種高瞻遠矚的人格試煉，針對願意承認自己不足的人，斷食不失為持續進階的最佳踏板。

在我個人的斷食旅程中，斷食所代表的意義已經超越健康這麼狹隘的範疇，在我眼前不斷推出的，都是人格特質的洗滌，都是人生進步成長空間的刻畫。那些什麼都會的人都是不願意斷食的人，那些滿口仁義道德的人也從來都不願意承認自己需要淨化，那些從來不曾經歷過斷食，卻已經在健康產業赫赫有名的大師們，你要如何讓他們承認健康領域中這麼重要的大學分，他們居然連選修都還沒有選，又何況是必修？話題依然必須回到受教和謙卑，這或許都是我們的人生路上，不斷要被老天爺耳提面命，才有機會覺悟的課題。

我相信吃決定了生命長短，因為生命在處理食物過程而耗損，就好比《健康自救革命》一書作者麥可詹恩（J. Michael Zenn）所提出的這句話：「你吃進去的每一口，做的都是一個生與死的決定！」可是吃又同時是維繫生命的一種途徑，這兩種價值的衝突或是交集，就是健康無可取代的價值。其實吃對我來說反而是感情的媒介，是表達關心與關注的場合，現場的氣場與氣氛才是健康之所繫，因食物而帶來的歡樂才是健康的泉源。我喜歡在斷食的期間想念食物，我喜歡在不吃的過程勾勒吃的畫面，這和「小別勝新婚」異曲同工。

〈斷食語錄〉

斷食是一種信心演練，也是一種高瞻遠矚的人格試煉，針對願意承認自己不足的人，斷食不失為持續進階的最佳踏板。

用心復食，體恤自己的消化道

—智慧引言—

《大難時代》作者瑪格莉特赫弗南（Margaret Heffernan）：「當你看不見己的行動所帶來的後果時，便非常容易忽視後果。」

我曾經寫過有關「善後」的文章，當然是有感而發，是看到生活中的一些很令人沮喪難過的畫面。文章有一段是這樣寫的：「『善後』乃攸關人生格局和氣候的生命態度，摺棉被是善後，沖馬桶是善後，丟垃圾是善後。喝完咖啡、用過餐，可以站起來走人，也可以協助善後。看看處理善後的人，是員工，還是志工？觀察處理善後的人，是主動，還是被動？分析處理善後的人，有承擔，還是沒有？」

對於行為後不願意善後，我經常表達強烈抗議，最討厭碗筷往廚房水槽一丟的行為，這發生在我家，我相信也發生在很多家庭裡面。所以早期常常跟兒子說的一句話就是「事情總需要有人來做」，這句話的背後所強調的就是責任感和態度，如果「反正別人一定會做」一直是你的人生態度，那麼我可以確信成就是絕對和你沾不上邊的。曾經有好多年的時間，我在自己的部落格發表歸類在「生命體會」的文章，來自於自己喜歡觀察人的行為，從微小的眼神開始，到事情發展到最後的承擔。

健康議題的整體範疇就是責任的歸屬，就是自我承擔的表現，就是主動積極的進行營養的補給與身體的淨化。可是即使願意用最積極負責的態度面對自己的健康，多數人卻不一定清楚自己所犯的錯誤，他們多半不明瞭過量熟食與過度飲食對身體所製造的負擔，他們也不會清楚自己所看不到的腸道內部，竟然可能已經是千瘡百孔的慘狀。當我從「無頭銜領導」的角度體會出身體從一而終的無怨也無悔，我知道身體一直在為我們示範的就是以身作則，還有面對後果時的絕對承擔。

在承擔的情境中談斷食，終究得體會到自己無可避諱的職責，把安排時間進行斷食列為定期的行事計畫。和斷食相對應的還有另一重大議題，就是復食，也就是在斷食之後恢復正常飲食的程序，就是確保身體在不遭受傷害的前提下，在我們的經驗法則中，復食比起斷食，執行者需要拿出更大的承擔。有經驗的斷食前輩可能會納悶，這麼簡單的事情，何以還用這麼有壓力的字眼來形容？是的，這幾乎是連我這麼長期執行斷食的人都不經意會犯的錯，因為我們看不到身體的承受，因為我們總是無法理解身體的能耐。

斷食一星期可以完成大規模的腸道整頓，讓腸道局部呈現出沒有油汙和雜物堆積的區域，我強調局部，因為這部分必須稍微保守，有鑑於多數人的腸道亂象已經達到無法言喻的程度。可是當腸道乾淨到相當的程度，

〈斷食語錄〉

斷食一星期可以完成大規模的腸道整頓，讓腸道局部呈現出沒有油汙和雜物堆積的區域。

當消化道也休息到一定的程度，食物重新進駐就是一件不可不謹慎小心的事情。意思是必須重新訓練腸道接受複雜性食物以及油膩性食物的能耐，想想一個照單全收的腸道生態，影響身體健康的毒素與添加物，將可以肆無忌憚的經由腸道進入身體內部，斷食一整個星期的努力不就白費？

復食的原則性是斷食者的必修學分，所謂「少油、少量、少添加」，嚴格說，這個「少」字才是真正的學問，那種從無到有的漸進過程，所呼應的幾乎都是腦袋裡面的念頭和慾望。我個人一直不善於在技術面傳授，畢竟自己也不是料理食物的高手（我期望以後是的），我通常就是把稀飯煮爛之後，從粥水食用漸進到可以吃真正的粥。可是我們一旦在資料上面以「糙米」建議，接下來就是一系列有關材料的疑問，我總是清楚，在人生的道路上經營個人健康，只有原則和方向屬於要務，

〈斷食語錄〉

斷食是計畫和執行，復食是善後。

永遠要求知道方法或是辦法，那絕對又是一條沒完沒了的摸索路。

我們應該賦予七日斷食三天的復食階段，把益生菌和酵素置入斷食的好處，可以在復食的內容更加彰顯，除了延續半日斷食降低了復食的複雜程度，益菌的屏障也多少隔離了食物對於腸道所造成的衝擊。復食的思考，是想到食物之前，先想到腸道；想到多樣化的食物之前，先想到乾淨沒有汙染的腸道。另外，當慾望出來攪和的時候，先詢問過自己內心深處，如果一定得循序漸進，即將要進入身體的食物是否已經超越了應有的分際？拉肚子就代表沒有謹守分寸，身體透過腹瀉回應，就代表它無法適應突如其來的食物量或複雜程度。

斷食是計畫和執行，復食是善後。用心復食，這是身體的呼籲，全心斷食，也是身體不停歇的呼喊。

〈斷食語錄〉

用心復食，這是身體的呼籲，全心斷食，也是身體不停歇的呼喊。

口腹之慾的勾引就是耐不住

—智慧引言—

《輕鬆駕馭意志力》作者凱莉麥高尼格（**Kelly McGonigal**）：「『行為經濟學家將這個問題稱為『有限理性』，意思是我們的理性只能維持一定程度。空談理論時我們可以十分理性，然而一旦誘惑真實呈現在眼前，大腦變轉換為尋求報酬的模式，以確保我們不會錯失利益。」

身為地球上大食客的其中一員，我們都有必要知道吃的真相，畢竟這個主題牽涉到自己是怎麼胖的、怎麼病的，甚至最後是怎麼死的。首先我很重點分享一個復食的故事，那是我認識的朋友首次斷食的經驗談，從之後的執行力分析研判，他當初願意做斷食完全是趕鴨子上架，動機就是逞強。斷食有一種威力，如果你夠用心，如果你很當真體會，斷食會一輩子跟著你，結局當然是健康與圓滿人生境界的達成。

這位朋友的復食第一天是這樣過的：他把之前斷食七天中所想念的食物，在一天之內全數囊括，幾乎是名符其實的暴殄天物，因為這些傷身的食物被身體快速在腸道打包，用強力水柱的噴掃方式清除。他吃了什麼不是重點，因為他吃了什麼和他沒吃什麼是一樣的結果，身體的承受以及被口慾凌遲的程度，才是應該被關注的重點。藉此機會再度聲明，如果缺乏疼惜自己身體的修持，如果不在乎身體的承受，只管要體重減輕的結果，那麼斷食絕對不是你所需要採納的方法，你也不可能透過斷食得到健康。

〈斷食語錄〉

斷食有一種威力，如果你夠用心，如果你很當真體會，斷食會一輩子跟著你，結論當然是健康與圓滿人生境界的達成。

我們推廣斷食，因為斷食的確是現代人最欠缺的養生技能，在推廣斷食之餘，我們呼籲同時尊重復食的必要程序，那畢竟是身體所賴以調適與調養的時間和空間。可是還是有現實層面的考量，尤其我們都是進化之後的人類，號稱高等動物，腦袋裡面卻配置了滿足慾望的記憶系統，我們都擁有記憶以及眼界所及兩套不同的獎勵系統。舉一個平常的例子，就在夜深人靜的考前衝刺，肚子索求食物的聲響不停的擴大，衝到廚房煮一碗速食麵的念頭一開啟，有兩種結果會發生。

有一個聲音是理性，理智會提醒自己不應在那個時候吃麵，當然，不顧理智的勸阻，依然起身前往廚房的人肯定不少。只不過另外一個情境就提供截然不同的結果，若速食麵已經煮好，不管是自己煮的，還是有人為你做了貼心的服務，一碗香噴噴的麵就放在你的眼前。接著我們可以直接跳到另外一個場景，在房間裡，吃完麵的人繼續未完成的考前衝刺，此時不管內心是滿足感，或者是罪惡感，應該不是那麼重要了。我們就姑且認識這個滿足眼前利益的獎勵系統，就在大腦前額皮質的某處，我相信男人多少比女人更熟悉這個獎勵系統的威力，那種視覺的刺激和下半身思考快速串聯的經驗，眼見顯然比起幻想有威力許多。

我個人也經歷過失敗的復食經驗，都不是念頭指使，一律來自眼前的食物。有一回，記得是我第二次三星期斷食之後，即便那已經是我多次斷食與復食的經驗了，但可能太過自滿，可能也自信過度，而且是復食的第二天中午，我把幫我父親準備的中飯吃完，因為他吃不完，而且看起來真的蠻好吃的。記得當天下午，我進出好幾個捷運站的廁所，身體用行動斥責我的魯莽，完全不屬於自己所扮演的角色所應該犯的錯誤。

每一位有豐富斷食經驗的人都有過復食不當的經驗，我都只能從凡人的角度來解讀這些現象，一旦食物和舌尖接觸的瞬間，意識很有可能暫時管不住自己的四肢，更遑論那早已飢渴難耐的腦袋記憶系統。我們都有卯起來吃的經驗，就在酒酣耳熱之際，就在場面氣氛已經高亢到極點之際，就在食慾大開到不

〈斷食語錄〉

我們推廣斷食，因為斷食的確是現代人最欠缺的養生技能，在行銷斷食之餘我們呼籲同時尊重復食的必要程序，那畢竟是身體所賴以調適與調養的時間和空間。

管一切之際。如果是神經傳導物質在作祟，如果多巴胺已蓄勢待發，如果視覺和嗅覺也聯合起來遊說，我必須非常誠懇的建議，這一刻最好不是在復食的階段，還有，類似的場景最好不要太過頻繁，否則帶來的只有生命的耗損。

一天只吃一餐的中老年生涯

—智慧引言—

《隱藏的邏輯》作者馬克布坎南（**Mark Buchanan**）：「理性思維本身，通常就意謂著一種嘗試錯誤的心理過程：首先猜一下，接著做做看，然後朝著較佳的答案前進。智慧的真正祕密就是，能夠採取簡單步驟，並且邊學邊調整。」

在斷食講堂中，我不敢說之後受惠於斷食的一定屬於特定年齡層，不過現場對這個主題感應特別強的，沒有意外，一律在中老年齡層。你只要想想自己對於中老年的外觀印象，除了白髮和皺紋，除了臃腫和下垂，還能想到什麼？為了強化印象，容許我引導讀者前往溫泉飯店的大眾池，不管是男湯還是女湯，不看中老年的外觀，就把注意力放在下盤，看看所有上了年紀的人，他們的共同點何在？我特別連結了中老年的思考、生命經驗和體會以及身體外觀的呈現，再度從經驗法則中理出斷食的威力。

斷食的確具備翻轉生命的力道，只要簡單嘗試，只要願意嘗試，很多初學者就悟到了生命即將不一樣的信念。就我個人輔導過及親眼見證過的實例，有一位大哥分享到從此可以看到自己腳趾頭的喜悅，有一位大姐想盡辦法要旅居國外的親人斷食，有多少前輩感受到重生的幸福。我特別提到下盤，因為這是特別具有故事性的區域，因為所有中老年都有相同的問題，不全然是困擾，畢竟有很高的比例認定這無法避免，看著突起的小腹，摸著鼓起的啤酒肚，一手揪起腰部的一團肥肉，大家都將此異常視為理所當然。

〈斷食語錄〉

斷食的確具備翻轉生命的力道，只要簡單嘗試，只要願意嘗試，很多初學者就悟到了生命即將不一樣的信念。

身體內部存在簡單的空間邏輯，只要空間還

夠存放，外觀上看不出任何改變，可是一旦體積變大了，表面凸起了，就代表裡面東西堆放得過多了。我們通常都以新陳代謝率因應，也可以用運動量減少合理化老化的表徵，而且堆積既然有時間效應，很顯然年紀大的人身上堆積多也算合理的結果。這些解釋都沒有推翻的必要，倒是食量的部分值得花點篇幅討論一下，有沒有可能，食量和年輕的時候一致，吃的食物內容從來不曾修正，才是身體產生質變的真正問題所在？

改變食量必須靠習慣的養成，而習慣不能仰賴意念，斷食才是促成食量減少的驅動力。「食量不再」幾乎是所有經歷斷食洗禮者的共同心得，而且是必要的體察，過去一定得吃十五顆水餃的剩下八顆，而且是極限；自助餐點菜一定搭配兩碗白飯的，幾乎都攔腰減半，而且一碗還吃不完；在大飯店的吃到飽盛宴，至少走三趟才歇手的，現在才一趟就解決，感覺自己「氣數已盡」，不再有能力盡情揮灑。斷食者不再復胖的因素有二，除了掌握身體能量支援與分配的重要性，就是在食量上自動節制了。

針對體驗過斷食的中老年人，而且身體的整體呈現明顯需要大幅改變的，我一律會提出一天只吃一餐的建議，這一餐就是我們所謂的熟食餐，姑且就呼應一般所謂的「正餐」。這個時候，我們就把對錯擱在一旁，既然沒有法令強制一天必須吃幾餐，因應現代人飲食的複雜程度，因應當事人身體積存大量毒素和宿便的事實，平日一天一餐絕對是最理想的進食頻率。日本醫師南雲吉則的故事不是新聞，他長期一天只吃一餐，而且只吃一菜一湯，食物內容簡易到不像是日本民間的正常飲食。可是他的外觀比起實際年齡小二十歲是不爭的事實，他的健康論述與經驗法則，已經輪不到我們提出任何看法。

如果你完全沒有斷食經驗，可以把日本的南雲吉則當成你的標竿，或者可以當他是偶像；如果你已經擁有滿滿的斷食心得，那麼南雲吉則就是你分享少食的最佳範例。嚴格說，一日一餐不需要硬性規定，那是個很有彈性的養生方式，類似於額度分配的概念，可以自我管理。譬如今天吃了兩餐熟食，你等於用掉明天的額度，在這一星期之內，你就必須有一天全天斷食，這種「週計畫」的強力執行辦法，我曾經闡述在我之前的作品中。健康在我的思考邏輯中一直就是一種時間管理，如果你體會了，斷食難道不就是一種時間管理？

期待是一種很棒的情緒醞釀，如果你白天採取酵素斷食，或者只吃點能量食物，譬如優格或是水果，就期待傍晚那一餐美好的正餐。試著嘗試一個月，很有可能，這種生活方式不再是一種回憶，而是一種好習慣。我十足確信，一日一餐絕對是中老年人最棒的養生方式。

〈斷食語錄〉

改變食量必須靠習慣的養成，而習慣不能仰賴意念，斷食才是促成食量減少的驅動力。

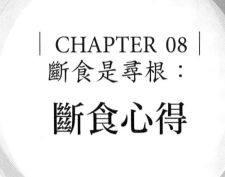

| CHAPTER 08 |

斷食是尋根：

斷食心得

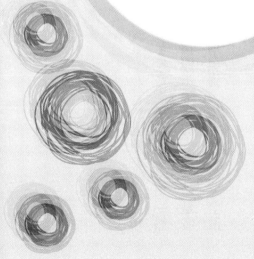

我們真的吃太多了（廚餘桶效應）

智慧引言

《共病時代》作者芭芭拉奈特森赫洛維茲（**Barbara Natterson-Horowitz**）：「然而會讓你大吃一驚的是，我說的這場肥胖流行可不是指體重過重的人類，而是發生在你我四周的另一場肥胖流行。它折磨我們飼養的貓與狗、馬、鳥和魚。全世界的寵物都比過去更胖，而且還持續不斷地增重。」

我長期在課堂上講述「吃是福、飽是毒」的觀念，這是我在早期的著作《彩虹處方》所下的標。其實，前面那三個字是為了講給沒有斷食經驗的人聽的，在大環境的既定印象中，你很難推翻「吃」與「幸福」之間的強烈連結。此刻，把「吃是福」的標語擺在我眼前，腦袋會出現短暫的游離，我很想回到過去對吃的完美記憶，可是良知會拆解我的疑惑，很肯定的要求我面對生命已經賦予的覺知。

能吃絕對不是一種福氣，愛吃絕對不是一種值得津津樂道的喜好。不是我掃興，也不是喜歡澆冷水，我們真的必須把吃和另外一個畫面連起來，不管是看門診還是住院，不管是面對慢性病的無奈，還是接受癌症確診的驚恐。舉個例子，身處一個喜宴的場合，包括甜點在內的十二道菜標示在餐桌上，坐在現場的每一位賓客都做好大快朵頤的準備。算一下食材，光是肉就有雞、鴨、豬、牛、魚，其餘海鮮類就不算了，再把糯米飯和各式青菜都吃到肚子裡面，就算不去評量食物的總重量，也要考量大小腸管道空間可能滯納的體積。

這是一個經驗值，調查賓客都吃了幾道菜，結果幾乎是十到十二的數字。我有兩種針對這種飲食法的分析，一種牽涉到複雜性和多樣化，屬於身體處理這些食物的能耐，也是各種肉類蛋白質和碳水化合物的嚴苛糾纏，當然還有脂肪部隊的不落人後。另外一種角度，回到腸道空間的容納實力，我思考到每天需要在三個時段把對等的食物往肚子裡面放的人。曾經，我自己就在類似的混沌中，跟隨著物質世界所設定好的死亡軌道，可以眼睜睜看著身體持續臃腫，而不做任何處置。

在宴會現場，你為什麼就一定得每一樣都吃？因為大家都這樣吃。回到現實生活，為什麼每天都非吃三餐不可？因為大家都是都這樣吃。接下來就是一天一定三餐與一天絕對上一次大號的對比，對身體有充分同理心的人終於要對這樣的生活方式發出不可思議的反應。堅持要吃的確是一種無明，而不懂得應該把這些糞材丟棄，才是最可怕的無明。我經常接觸抱怨排便不順的人，便秘的苦惱的確很令人同情，可是該去上廁所不去是你自己，習慣憋便的也是你，每天堅持要吃這麼多的還是你自己。

我很扼要的利用此篇幅聲討一下各家食品大廠，期許我的讀者不再被食品業的利潤版圖侵犯，我們下一代的嚴重健康危機，他們是掙脫不了責任的。畢竟有不少人肚子裡面的堆積不是來自正餐，而是隨時在撫慰情緒的零嘴，甚至是學生和上班族最愛的速食麵。食物不會壞除了在包裝上努力（真空）外，也靠乾燥或醃製等處理方式，多數食品絕對嘗試了多樣化的努力，才有機會創造出滿滿的貨架，還有家裡抽屜和櫥櫃裡面，隨時都可以取用的食物。

很多人寧可把吃不完的食物往自己嘴巴放，也捨不得丟到廚餘桶，這種廚餘桶效應幾乎就是現代文明人的寫照。最後，廚餘的酸與臭都從自己身上飄散出去，肉吃得愈多的，身上的腥味愈是濃烈，身上的毒素囤積愈多，臉上所浮出的斑塊愈是多。這些議題即使是老生常談，我也得不厭其煩的提醒，每個人都得從練習減少一餐開始，從練習一天禁食開始。從空間理論分析，囤積太多，真的不能再吃了；從身體的辛勞評估，也真該讓身體多多休息了。

這一切，都在斷食之後，發生劇烈的質變。我在「一天只吃一餐的中老年生涯」篇章中討論食量，這一段的重點則放在質量和心量的轉變。沒有經歷斷食，我們並不容易對自己

〈斷食語錄〉

沒有經歷斷食，我們並不容易對自己身體將心比心，因為環境、習性與慾望全面籠罩著，我們就這樣日復一日，同時餐復一餐的，荼毒自己的身體。

身體將心比心，因為環境、習性與慾望全面籠罩著，我們就這樣日復一日，同時餐復一餐的，荼毒自己的身體。斷食之後，也很本能的開始評量食物的優劣，對身體只有傷害而毫無助益的食物，很有可能在那一念之間，就決定割捨。

被食物控制是很荒謬的，可是這樣的劇本就真實發生在我們自己身上，那些加了人工甜劑的零嘴，那些結合脂肪和糖分的精美包裝，那些蛋白質和澱粉類的完美搭檔。無法置信，這些食物可以透由神經傳導而綁架我們的念頭，而我們也居然甘願在齒縫間找尋慰藉，長久以來，樂此不疲。

感謝斷食，有良知的終將覺悟，有智慧的終將領悟，不論是從少食到斷食，還是從斷食體會少食，斷食是拯救健康的良方。

〈斷食語錄〉

感謝斷食，有良知的終將覺悟，有智慧的終將領悟，不論是從少食到斷食，還是從斷食體會少食，斷食是拯救健康的良方。

慰藉是生命的必然伴隨

—智慧引言—

《以小勝大》作者麥爾坎葛拉威爾（Malcolm Gladwell）：「勇氣並不是你在艱難開始之初就具有、而使你勇敢的東西，勇氣是你在經歷艱難、發現它們並不是那麼艱難之後所獲得、產生的東西。」

我在吃藥的環境長大，非常熟悉這些人造合成物質的味道，我老家診所的味道就跟你你走進大醫院藥房聞到的一樣，是注定我必須非常熟悉的產業。吃藥是生活的一部分，以前視為理所當然，如今卻常常令我百思不解，我們非得靠這些小丸子活命嗎？人們經常都會有面臨「生死關頭的那一刻」，我們都直接詮釋為「不吃藥可能會死」的那一刻，所以只能接受醫療的所有處置。吃藥還是最簡單不過的處方，有些人在那一刻決定把身上的器官摘除掉，有些人在那一刻接受即將讓他掉光頭髮的治療。

指控醫療無濟於事，那是人類文明發展的現實，我寧可把重心放在可能驅動你改變的話題。由於吃藥的畫面看得夠多，我知道人性一定會扳倒健保的體制，因為所有從藥房窗口把藥包領走的畫面，道盡了一切。藥領了並不代表會吃，可是一定要領，這是一種安全感、一種慰藉。即使認真吃藥的，心理素質面的慰藉也超越了療癒，那些高血壓藥物吃了十幾年的，那些相同藥物已經吃到麻痺的，請問有哪一位不是藉由慰藉掌控了生命的動力？

請問如果你經過麵包店，目睹剛出爐的麵包正好上架，你停下腳步，看了兩眼，最後你會走開，還是走進店裡？我相信眼前誘惑的魔力，只要一切主客觀條件都在，事情就會發生，我的意思是你錢包裡有錢，而且肚子還真的有點餓。可是身為人母的慰藉版圖一向比較大，她考慮到的不見得是自己，她想到兒女喜歡吃的，她記得老公最喜歡的口味。人類大腦前額葉皮質是合理化的高手，完全表露在人類為自己找台階的習性，就在那句「可是」又是「可是」的藉口背後，我終於明瞭人類的本位主義和階級意識都是其來有自。

我寫「毒害」的主題就來自於對慰藉的觀察體悟，要求上一代一定得吃藥，要求下一代一定得吃飽，這兩個畫面結合了毒害的議題，可是又全然屬於慰藉的版圖。慰藉的位階總是超越健康，這樣的觀察結論，可以說屢試不爽，證明人抗拒眼前誘惑的功力果真不是太好。我老婆在接近睡覺的時間為兒子煮麵，接著便是她很滿足的看著兒子吃麵，其實理應是吃麵的人最滿足，可是慰藉的劇本不一定是這樣表述。打包食物也是一種慰藉心態，把食物冷藏再重新加熱處理，表面上節省，骨子裡就是慰藉。我再強調一次，在慰藉的領空中，健康的價值完全被棄之一旁。

慰藉提供給身體的滿足感是確定的，尤其在執行斷食者身上，我相信這是女性最雀躍的部分，因為皮膚可以一天比一天還要細緻，斷食的第三天就可以感受到皮膚表層的汰換。發生在我身上的狀況則是，當所有人看到我臉上的肌膚，不問年紀，也得問我是怎麼做到的，我的答案當然就是定期的七日斷食，還有每天早晨以能量取代熱量的半日斷食。斷食是肌膚最佳的保養方式，是完全不需要從外面塗抹的內在保健方式，這部分的成就可以讓身體自行訴說，而身體的陳述總是會對女生梳妝台上面的投資，感覺到非常的不捨，或者說匪夷所思。

想念食物對於斷食來說，是過程中極度美好的感受，即使暫時還不能吃，卻可以在腦中預約幾天後的美食饗宴，雖然我提過，心中所渴望的饗宴並不一定會發生。就我個人的經驗，我願意讓慰藉無所限制的揮灑，經過美食餐館，看到美食圖片，勾勒美食聚會，這是斷食者最獨家的心靈饗宴。每一位斷食老手都會安排一天或兩天的短暫性斷食，完全隨機，也不刻意，單純是因為感覺身體應該要休息了。

〈斷食語錄〉

斷食是肌膚最佳的保養方式，是完全不需要從外面塗抹的內在保健方式。

可以和寵物比嗅覺了

——智慧引言——

《未來在等待的人才》作者丹尼爾品克（Daniel Pink）：「因為我們許多人已經滿足生活的基本所需，於是我們開始追求意義以及卓越，而這兩者必須透過體驗謀得。」

曾經和一位友人坐在我車上聊天，在車上的密閉空間內，我聞到一種很特殊的酸味，那是一種不太濃烈的酸味，是近期食物堆積在腸道所產生的味道。在密閉空間內很容易辨識出現場的獨特味道，所以除非不得已，我盡量避免搭計程車，絕對不是對開車的「運將」不尊敬，而是司機本身在嗅覺疲乏的情況下，他聞不到自己身上的氣味，而乘客卻必須在那短短幾十分鐘內，接受人體油垢味的猛烈轟炸。

嗅覺就是我個人近十年復甦的重大本能之一，其靈敏的程度，有時候連自己都會感覺些許困擾。前段所描述的酸味，也是多年加上很多個案所累積的心得，身旁的人或許連自己都不清楚，好幾天的美食依然躺在腸道的某處，好幾兆細菌正在掠奪享用不盡的食物。我並沒有誇大肚子裡面的景象，我們每個人的每天，都在提供類似的微觀生態，只是得分成效不一，每個人針對腸道健康的用心程度不一。

腸道有不少藏汙納垢的死角，就在轉彎處，就在降結腸延伸到直腸的那一段，就在糞材堆積所形成的息肉與憩室，時間一久，味道就會愈加濃烈。這種現象將導致當事人口氣的異常，由於味道的發源地在腸道，無法從嘴巴治標，牙科醫師也愛莫能助。我強調這些因為飲食習慣所造成的身體異味，是因為身體乾淨之後，我們反而特別能夠察覺這些味道，所以我會知道誰無肉不歡，我也很容易察覺誰最近的食慾大開，有菸癮的在我面前當然也不需要隱瞞自己有抽菸。

如果當恢復嗅覺是一種特異功能，如果斷食的走向是逐漸與自己的身體謀合，那麼斷食之後最喜樂的是貼近食物的原始面貌。這就是我最應該分享給讀者的心路歷程，沉溺在不當的飲食習性中過久，人們不小心會有一種索性放棄健康的念頭。看到距離健康遙遠的人，我感到同情與不捨，我相信很多人在面對鏡子裡面那個人，經常有不知所措的惶恐，接著卻又在現實的脅迫下，繼續裝聾作啞。

想像一下現在的我若和十多年前的我坐在一起，則過去的我身上的味道會被我糾正，雖然不抽菸，也不喝酒，可是我無法忍受嘴巴和身體所散發出來的氣味。可是當時為何沒有人對我提出糾正？可能是因為不好意思，更大的可能的是他們都聞不出來，因為他們的狀況和我一樣，已經習慣、也適應了這樣的氣味。

誠摯邀請你成為嗅覺靈敏的人，邀請你成為對於食物有敏銳察覺力的人，其實這是人體的本能，我們只是藉由斷食讓身體將原始能力釋放出來。以前的我對於各式蔬菜沒有太多的感覺，也沒有興趣去認識那些看起來一律都是綠色的東西，我是一個很想探索健康真相的人，我也接受了有機會引領我接近健康的醫學教育，可是我做的和我吃的都和健康的本質相距甚遠。直到斷食還給我原始的本能，我終於知道生鮮蔬菜的香與甜，我也終於可以體會不吃肉的人，完全理解他們所指望的身體境界。

如果我沒有經歷過斷食，現在應該是什麼樣的狀況？先看腸道吧，應該是腸漏症加上自體免疫症候群所帶來的莫名疼痛，應該是滿佈息肉和腸憩室，應該是好幾公斤的宿便加上糞石，應該是奇臭無比的密閉體內生態。再看皮膚吧，應該是膚色暗沉加上斑點遍佈，應該是既粗糙又肥厚。至於身形，自己已經羞愧到無法形容，或者就承認是無地自容吧。這是我的自白，同時也是呼籲，不保養身體是可怕的，必須面臨連自己都難以承受的結果。

我曾經這樣問過我的學員：「你希望別人

〈斷食語錄〉

如果當恢復嗅覺是一種特異功能，如果斷食的走向是逐漸與自己的身體謀合，那麼斷食之後最喜樂的是貼近食物的原始面貌。

一直聞到你身上的異味，還是你可以聞到別人身上的異味？」這個問題的答案只放在心裡即可。每當家裡開伙時，家裡的貓很本能的靠過來，我總是懷疑，我的嗅覺還差牠多少呢？

斷食記分板（群的力量）

—智慧引言—

《Ubuntu你不懂的團隊力量》作者史蒂芬蘭丁與鮑勃尼爾森（**Stephen Lundin & Bob Nelson**）：「烏部圖是一種哲學，把群體的成功放在個人之上，它的宗旨是，我們之所以能存在，是因為我們與人類社群的聯結，因為其他人，才造就了我。」

人和低等動物沒有兩樣，是群聚的動物，我們的成長環境一直在為我們講述團結的力量。我閱讀很多書，待過很多團體，生命一直都在為我驗證人的合與分，一直在經歷人的聚與散。我有很深刻的心得，愈是傲慢愈不懂欣賞團結的美麗，愈是謙卑愈能珍惜團隊的美好。一群人合作需要有共同的願景，而這麼虛擬的概念又必須被量化，從小目標到大目標，從近程標的到長程的目的地。被量化的願景就是「記分板」的概念，是一種看得到的目標，是一種激勵自己努力向前的力量。

所以記分板可以當做評量，也可以解釋成目標，一群人企圖成就一件事，如果這件事又有些許難度，甚至於是超乎想像的困難，評量加上目標就形成一種激勵。對於一位初次接觸斷食的人，很明顯他最需要的是陪伴，就是和他一起做斷食的同伴，我們透過活動解說並鼓勵斷食，一群學員就很自然的形成一股前進的力量。一般人看待斷食的印象是困難，甚至是不可能，因此初體驗有不宜失敗的關鍵性，從動機到磁場，從陪伴到堅持，我們傾全力促成改變命運的關鍵七日。

我很幸運，人生第一次嘗試斷食是夫妻兩人一起進行，兩個人共同要做到，比起一個人要做到的力量顯然大了些。即使現在我已經成為斷食的老手，然而有一群人陪伴做斷食依然有幸福洋溢的感覺，這種群的力量每每都可以達到激勵我更加超越的目的。我們每一次活動都透過手機平台勉勵學員，去年底就曾透過手機平台邀集十人，成立三週斷食的群組，記得我特別遴選出三位很需要超越顛峰的朋友，她們都是女性，都有進行深度斷食的需求。

這是一個錯過就要再等很久的機會，過程會經過聖誕節和元旦假日，又正逢寒冷的冬天，自己單獨做肯定荊棘滿佈。在收到我邀請的第一時間，三位女士第一時間的回覆完全一致，都是「我考慮」。我個人很滿意這次的群聚，因為她們三位不但參加，而且都順利完成，即便有兩位在過程中一度呼天搶地，即便我真的不看好她們能夠順利達陣。我們完全沒有集會，也沒有在結束之後慶功，很單純在群組內互動，很簡單設立好一個二十一天的記分板，讓參與者一步一步的前進，將日子一天一天的消去。

我很喜歡新聞主播詹怡宜所分享的「歐巴桑救台灣」，節目上曾經報導過在壅擠的公車上，一位歐巴桑把國中生所遺忘的便當丟出去還給主人的小故事。不僅在現場的公車上有一群人的悸動歡呼，詹主播在部落格所分享以及在網路上的演講錄影也引起迴響，我想說，在我內心深處，這個故事送給我大大的啟發。我從斷食的美好與重要性去思考社會面向，我從我自己所成立的群組去理解群體的價值，我也從多年推廣斷食的經驗去思考人性的懦弱。其實我想說的就是，如果你已經因為斷食而重生，你哪有冷漠的資格？你怎麼還有沉默的條件？

如果事情總是分成別人的和我的，這是一種分別；如果別人的事可以連帶變成我的事，那就是一種和諧。如果我做了這件事，受惠的可以從一個人到五個人，如果這件事的績效可以帶動一群人的覺悟，因為有一種感動的力量在延續，因為會有一種感知的力道在接棒。其實我一直從我的學員身上看到人性的膽怯，他們不是沒有愛心，也不是不願意傳播善知識，而是因為他們不喜歡被拒絕，因為他們不喜歡分享了之後，對方依然無動於衷的失落感。

網路的便利總是有利也有弊，因為太便利而失去承擔力，因為太方便而導致懶惰，大家都不用見面，所有事情都習慣冷處理了。人就是一種記分板，幾個人願意團結就形成一個有力的記分板，我個人對於秩序和紀律有很深的冀望，對於分工和團隊一直有屬於我自己的憧憬。大家都被利益糾葛的記憶搞得沒有熱情了，大家都害怕既得利益者總是會冒出來咬我們一口，那種純然利他的環境總是空中樓閣，願意跳進來的人不多。

是的，民眾害怕斷食，社會恐懼斷食。斷食需要從一個團體開始，需要從一群人願意做開始，需要從一群願意把成功經驗用力分享出去的人開始，然後，要從社群的力量去影響社群，創造社會更廣泛的覺知，讓健康意識全面抬頭。斷食是動詞，請少講多做，請深度體驗，期許有更多社會賢達願意深入斷食，期待斷食成為民間的養生主流，期待真有斷食普及化的那麼一天。

〈斷食語錄〉

斷食需要從一個團體開始，需要從一群人願意做開始，需要從一群願意把成功經驗用力分享出去的人開始，然後，要從社群的力量去影響社群，創造社會更廣泛的覺知，讓健康意識全面抬頭。

斷食人的不老宣言

智慧引言

《讓天賦自由》作者肯羅賓森（Ken Robinson）：「天命的概念就是更有動力、更完整的人生，生命的各個元素並非彼此完全隔離，而是彼此互動、彼此影響。不論你在生命的哪個階段進入天命，不論佔據你所有時間或只是一部分生活，都能讓你因而重新認識自己，並影響你的整個人生，以及身邊眾人的生命。」

穿襪子對你來說是一件吃力的事嗎？綁鞋帶呢？前一陣子腰傷復發的我，再度經歷穿襪子的辛苦，讓我回想起，這麼容易的事情，我曾經長期有困擾，原因當然是肥胖。對於肥胖的人，腦袋裡面的最大心願絕對是減重，我自己經歷過，不是思考健康之後的自然消瘦，而是如何讓小腹上面那層肥油消失。事過境遷，我把相隔十五年的兩張同樣角度相片放在一起，不是看到自己現在氣色多好，也不是為自己大幅度改變而嘖嘖稱奇，而是無法理解當時的我，是如何把自己搞成那副德性的。

我把斷食形容成自己生命中最難能可貴的際遇，也讓我不得不認同生命中有命定的存在，也有改變命運的機會。我曾經思考，願意接受如此不尋常的嘗試，肯定要有智慧的加持，甚至是社會歷練的襯托，也就是說把學歷和閱歷納入斷食者的條件。事實上完全不是這麼一回事，經過這麼多年與上千人次的溝通和輔導，也再度驗證我對於健康最務實的體會，原來斷食健康法把社會階級完全打破了。就是我長期在分享的真相，我甚至相信這就是法則，健康與學歷、閱歷、財富實力完全無關，它是樂觀、熱誠、紀律和勇氣的整合。

我在「一天只吃一餐的中老年生涯」提到年紀與身軀的關係，我們很適應老人家下垂的皮膚和肉塊，對於年紀大之後的各種老態也有心理準備。我實在不應該用美醜來解讀老化現象，可是觀感畢竟明確，這些可能還沒有發生在你身上的「改變」，你是否欣然接受未來它的降臨？就在我進行半日斷食和斷食幾年之後，我開始分享身體可以自行雕塑身形的體會，原來在燃燒脂肪的取捨中，身體非常巧妙的劃出健康應該呈現的線型，而且不分男女。女生可以聚焦在腰身和臀型，男生則可以大方的展示腹肌和手部的肌肉。

即使你不熱衷運動健身，身體依然傾全力雕塑身材，只要你的生活中不缺斷食和半日斷食。我不是鼓吹不運動，斷食搭配運動再加上足夠的飲水量，這就是現代人最完美的健康配套。我打算藉此文為自己往後的幾十年做宣示，在年齡的增長中，少吃是絕對必要的方向，斷食是絕對需要的技能，運動則是絕對必須養成的習慣。我個人很嚮往每天都有山可以爬的日子，對於我這種動不動就窩在書房爬格子的人來說，這種願望有點近乎空想，可是那究竟是一種願景，屬於我對於老年所期望置入的紀律性要求。

〈斷食語錄〉

斷食搭配運動再加上足夠的飲水量，這就是現代人最完美的健康配套。

我發明了一個名稱，叫做「斷食人」，姑且就定義在經常主動積極執行斷食的人，有別於在前文偶而會用的「斷食者」。我是斷食人，我的同伴都清楚這種資格認定，我經常斷食也不是新聞，在我的工作環境和活動場合中。我老婆最清楚，我不是特別喜愛斷食，但我經常做，也願意做。斷食的必要性超越了習慣性。這種動機來自於和身體將心比心，也來自於自己的角色扮演，身為走在前方的一員，我深知自己沒有蹉跎的本錢，也不留給自己任何怠惰的空間。

健康是一個目標，往它靠近就有點類似數學的漸近線概念，存在那種永遠達不到滿分的努力空間，很明確的事實是，我們會知道自己有沒有進步，有沒有持續在進步。這是我和斷食結緣之後的心路歷程，每一年看前一年的自己，都是滿心歡喜的感恩自己的堅持。就這樣，有八年多的時間，斷食隨時都是我告知朋友的訊息，不只是告知自己正在斷食，也同時建議朋友花點時間收下並打開這件美好的大禮。所以每一年與每一年之間，出現的就是進步的外表，還有腦袋裡面滿滿的心得體悟，以及身體意識最高檔的覺悟。

不老，是看起來絕對沒有老態，是看起來愈來愈年輕，是用進步去抵銷新陳代謝的持續下滑。我持續在閱讀，我每天都撰文，每天的禪定也賦予我不間斷的靈感，很感謝生命送給我這麼多貴人和禮物，最感謝自己抓住斷食這樣的機會，創造出無窮無盡的提升和改變。

〈斷食語錄〉

斷食隨時都是我告知朋友的訊息，不只是告知自己正在斷食，也同時建議朋友花點時間收下並打開這件美好的大禮。

〈斷食語錄〉

在年齡的增長中，少吃是絕對必要的方向，斷食是絕對需要的技能，運動則是絕對必須養成的習慣。

CHAPTER 09

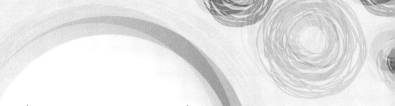

在斷食實證中深度領悟

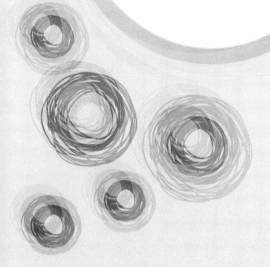

最多可以斷食幾天？

—智慧引言—

《食物情緒大解密》作者朵琳芙秋（Doreen Virtue）：「你可以在這兩樣東西中選一樣倒在你的直覺上面：食物或是愛。把食物倒進肚子很簡單，人人都會做，但是把愛灌入你的肚子，就需要耐心和練習，不過這些練習是值得的。」

我相信沒有人不對生命感到好奇：我是怎麼形成的？為什麼我是我，你是你，他是他？世上沒有兩個完全相同的個體，即使是雙胞胎；而我與你即使在外表上截然不相同，我們卻擁有絕對相同的結構，科學家也明確告知，就連基因排序都高度雷同，只是些微的不同就造就了你我的不同。更有趣的事實來了，我們身體裡面進行的事情都相同，運作邏輯都一致，差異也是由些微的不同開始，我們從吃相同的食物到吃完全不相同的食物，最後造就了包括身高和身軀的絕對不同。

感覺神經的傳導則是另外一個有趣的雷同，其實感覺的本質相同，但感受程度不相同，解讀和表達能力也不同。我想表達一個重點，是每個人體內的屏障不相同，屏障可以是生理實質面，也可以是心理層級，都可能障礙身體所傳遞的訊息，最糟糕的情況是，我們居然聽不到身體所要傳達的聲音，我們完全不懂身體的意思。身體如果可以許一個願望，就是希望我們懂它，希望我們可以收到每一個它所釋放的資訊。

斷食最可貴之處就是打開了身體和腦袋之間的屏障，當身體少了處理食物的繁重工作，所有力道都回歸管道廢物的清運，所有努力都只為了期許腦袋最終能理解它的工作並對它多一點疼惜與體諒。暢通是一種健康境界，是身體處心積慮要成就的方向，從血管內的大量油團和血栓，到腸道內為數可觀的宿便和糞石，斷食讓身體進入排毒的動能，邁向暢通的境界。身體清毒素是在全境掃描之後，鉅細靡遺的清掃，這是身體回應我們對他的信任，以及給予他充分時間休息，所做的最大回饋。

記得我第一次嘗試三星期的斷食時，我用「安靜」和「乾淨」來描繪體內的世界。時間短的斷食會不時收到身體躁動的訊息，當我把時間拉長，那幅小橋流水的美麗圖畫就浮出在腦中，我知道腸道不再有淤塞了，血管壁沒有血栓垢了，身體裡面的活動是那麼的有條理、有秩序。更多的三週斷食經驗，身體依然回敬安靜的場面，可是不時還會有敲敲打打的片刻，我把這種聲音解讀成「挖馬路」，聲音從腸道裡面出來，這是身體非刻意的鼓譟，因為清宿便真的有點辛苦。

至於那全然沒有汙染的感覺，當然來自親眼目睹宿便毒垢的持續搬運，還有站在鏡子前面的喜悅和自信，會明顯看到年輕般皮膚的亮度和滑嫩度。終於在必須結束斷食之際，有一種很奇特的感覺從身體強力釋放出，身體說：「不要停吧！還可以繼續斷的，趁此難得這麼乾淨的一次，做個更徹底的清掃吧！」我的腦袋也回覆了：「是的，我懂，我真是不大想就此打住，真的是太舒服、太乾淨了！」簡單說明，繼續汙染身體，是有強烈罪惡感的。

每一次，我都是以凡人之姿做出結束斷食的定奪，三週就是三週，那個很理性的糾察訊號都會出來制止。而且必須很誠實的說，想念食物的記憶總會在適當時候出來舉標語，因此兩造的對立並沒有維持太久，法官很明快的裁定：「時間到了，該復食就復食，該放人就放人。」幾位同伴嘗試過一個月，都是律己甚嚴的個案，也都是我非常榮幸一起共事的夥伴。至於斷食要執行多長時間，完全見仁見智，依個人的特殊動機而定，曾經分享連續做兩個月的故事，當然屬極度嚴苛的狀況所引出的動機。

如果問我，我的極限就是三週，也不會鼓勵挑戰高標，大原則就是把行動稀釋在平日，絕對不要是讓鼻涕眼淚偕同做的決定。說歸說，我還是很習慣面對極其無奈的片刻，我們也不宜在那種場景數落人，如果是好幾次溝通無效的，因為對方總是會說「是你沒有講清楚」。我們也都明白，說得再清楚

〈斷食語錄〉

斷食最可貴之處就是打開了身體和腦袋之間的屏障，當身體沒有處理食物的繁重工作，所有力道都回歸管道廢物的清運，所有努力都期許腦袋最終的理解和諒解。

的，還是不夠清楚，人生總是安排「欲加之罪」的劇本，我們也都太熟悉「為反對而反對」的劇情。斷食和你有緣嗎？我希望是有的，到了此刻，我很懷疑，你還在猶豫什麼？還在擔心什麼？

我一定要斷食嗎？

——智慧引言——

《聚焦第一張骨牌》作者蓋瑞凱勒與傑伊巴帕森（Gary Keller & Jay Papasan）：

「問錯問題，會得到錯誤的答案；問對問題，得到對的答案；問可能最強的問題，答案會改變一生。」

我不希望斷食議題成為對與錯的對立，也絕對不樂見出現兩造立場的爭鋒，我甚至不想教你斷食，我只是想用我的經驗告訴你，斷食絕對值得你深入。我們一生花了不短的時間研讀學校指定的書籍，被迫接收老師所講的道理，我個人對於學習很多一輩子用不上的東西，說實話是很反彈的。所以我很少寫太多學理的申論，我也不想寫斷食的分類和方法種類，因為真的沒有意義，對你學習斷食一點幫助也沒有。可是只講故事也不是最佳策略，只是講心得見證也不是我所熱衷，我必須給大家真相，引領讀者看到生命最有希望的路徑。

我想說，真相真的很殘酷，因為你應該要懂的，你都不想懂；你最應該做的，很多聲音會告訴你不要做。因為你一旦懂了斷食、做了斷食，就擋了某些產業的財路。我曾經想過，如果我現在是一位每個月戶頭會多出八十萬的院長，或是一位月收入五十萬的科主任，我應該也沒有機會體會斷食，因為我有可能在腦袋裡面就直接否決掉了。我雖然長期批判醫療，可是對於線上醫師總是同情體諒多於責怪，即使我一向用最高的標準評論醫療人員的個人健康維護。

既得利益令人厭惡，我們都必須學習辨識貪婪與自私的人性，全體人類的健康危機就是由人類自己所啟動，尤其地球的情況沒有好轉的跡象，因為惡勢力永遠踩在良知的身上。話題還是不脫離斷食，一種強迫我們認清事實，也回歸本質的保健方式，用的是人體最需要的全方位營養全食物，進行的是讓身體昏睡已久的健康意識全面覺醒的工程，依然由身體自行施工和監工，身體暫時不處理食物，只處理廢物。斷食讓執行者的身體抓住健康的頻率和方向，就在廢物不斷被清出之際，當事人終於有機會體會到身體長久竟然是一個毒素大倉儲。

不經過斷食，很難體會身體處理食物的負擔，很難理解身體長時期的承受與承擔。很多人在經歷斷食之後，依然有復胖的困擾，依然會提出一些信心明顯不足的問題，曾經我感覺納悶，後來我找到解答。原

〈斷食語錄〉

斷食，用的是人體最需要的全方位營養全食物，進行的是讓健康意識全面覺醒的工程，依然由身體自行施工和監工，身體暫時不處理食物，只處理廢物。

〈斷食語錄〉

斷食讓執行者的身體抓住健康的頻率和方向，就在廢物不斷被清出之際，當事人終於有機會體會到身體長久竟然是一個毒素大倉儲。

因就在沒有體會到自己過度殘害身體，沒有覺知到自己過去吃太多，沒有省悟到自己的身體距離健康太遙遠。我是驚覺自己太超過才設定了紅線，當然是下決心絕對不讓自己再出現開健康倒車的跡象，因此才有重複執行斷食並反覆驗證的行動力。

很簡單的道理，只要把食物處理得很精緻，譬如油炸和燒烤，身體就很難承受如此艱辛的工程，雖然只是不難理解的消化與分解。我曾經把「好好吃」直接連結「好噁心」，一頭是我們都很熱愛的美食，另一頭是身體安置在肝臟和腸道黏膜底層的毒垢，這種對比很寫實，因為同樣的東西，卻有不同的觀感。不僅如此，還有藥物最慎重的出席，在社會價值中，這是一種禮遇，我們把藥品邀請到身體裡面，參與腸道生態的建構，一不小心，把健康的重鎮搞得像是大戰過後的廢墟。

我很誠摯邀請你領悟我所領悟的，關於現代社會制約中存在的健康定義。我們的健康是被安排的，是被設計的，是被規定的，有點像我這一代的成長背景，連要主修什麼都得順從社會價值，或者父母親的意向。我們好不容易發掘到健康新契機斷食，卻還得領教沒有經驗者所發表的反對論，還得被知識分子指責是一群瘋子的行為。我沒有誇大自己的見聞，在我周圍盡是曾經帶著興奮的熱誠出去分享，然後被好幾桶冰水澆熄，最後甘於自掃門前雪的斷食人。

請原諒我必須用「殘酷」這樣的字眼來形容我眼前的這一切，包括現實世界的無明，以及我們對於自己身體的無情。每個人都會有孤獨面對自己的那一天、那一刻，反省自己的所作所為，懺悔自己的莫名執著，把生命浪費在沒有價值的事物上。我總是希望不是完全絕望的那一刻，不是旁人幫我們決定要氣切，還是插管；不是用自己些微的意識，覺知到救護人員在胸口的敲擊和擠壓。那一刻如果可以是現在，我的建議就是斷食，找到一位有能力輔導你的斷食前輩，開啟改變的旅程。

〈斷食語錄〉

不經過斷食，很難體會身體處理食物的負擔，很難理解身體長時期的承受與承擔。

不做斷食就不會健康嗎？

—智慧引言—

《橫越人生的撒哈拉》作者博恩崔西（**Brian Tracy**）：「通常人們會鼓勵你去冒個險，只要那件事和他們沒有關係。但如果你邀請他們一起加入，就完全是兩回事了。」

看到一個人，你會在最短的時間之內，再多看他一眼，為什麼？可能是他特殊的裝扮，或者他吸引人的氣質。為何我們會特別欣賞一個人或一種人？每個人都會有屬於自己的美感經驗，或價值取向，尤其在自己最欠缺的部分，或是最賞心悅目的呈現。不論是追逐美感、價值，或者是成功，目標一旦設定，人生最津津樂道的話題就是努力和進步，超越自己，進而超越巔峰。

把斷食行銷得很勵志，沒有刻意的因素，因為斷食本身就是一種勵志的行為。成功一度是我的生命議題，有點像健康一樣，是很朦朧的圖像，一度還要有位階和財富的支撐。價值觀調整之後，我盡力掃除短視近利的干預，我確信生命因此引導我接近正能量，斷食在這樣的機緣中駐足我的生命。應該說，自己近十年的生命就是一則勵志故事，我從找尋人生導師的過程中找到生命導師，也從推廣健康的生命職志意外尋獲斷食這份大禮物。

我自己的改變很自然，沒有太多激情，反而是自己所親自輔導的個案，他們的脫胎換骨對我而言，才是最棒的勵志故事。我想陳述的是，斷食是具備讓生命大幅翻轉的功力，看到自己身體的潛能，很多人因此繼續意識到自己也具備不凡的潛能，我更相信這是造物的慈悲，是大自然早就設定好的奇蹟。我經常有機會和很

〈斷食語錄〉

把斷食行銷得很勵志，沒有刻意的因素，因為斷食本身就是一種勵志的行為。

多同樣在健康養生這條路上精進的人士，進行經驗上的互動切磋，他們不會反對斷食的成效，但或許是材料的因素，或許是立場的包袱，或許也有專業的堅持，總之他們沒有深入斷食，他們外表看起來似乎健康，也堅持自己很健康，但真要深究，他們真的沒有達到健康的境界。

沒有是非對錯，我個人的信念明確，健康需要有意志力的激盪，需要有持續力的加持，需要經歷有點辛苦卻又不會太辛苦的過程。如果該交給身體去論述健康，就交給身體去論述，而斷食顯然是交給身體論述健康的最好方式。在我一路執行斷食的體驗中，我經歷了一種很奇特的心境轉折，這對我來說是一種進階，讓我感受到持續精進的美好。應該是斷食的前面兩年吧，按照計畫進行斷食的我，在家裡面，在工作場所的同事之間，我經常一個人孤獨斷食，目睹他人在我身旁咀嚼食物，偶而也竊笑。

說實話，我曾經很羨慕身邊的食客。後來念頭一轉，不是這樣的，我怎麼可以羨慕他們？應該是他們羨慕我才是！這個體悟來得很突然，有點類似開啟智慧的瞬間。當急功近利的念頭掌舵時，當腦意識駕馭身體意識的時候，我們很容易就在此非常時刻被魔鬼吞噬了。

好幾回面對斷食期間旁人的閒話，我都很即時在心中答覆，表面上的回應就是笑而不答。我從此不再羨慕吃的場合，不再羨慕愛吃的情境，不再羨慕美食享用不盡的福運。如果你不曾斷食，不知你是否能夠體會，就是「你不能吃，而旁人都正在大吃」與「你不吃，而別人在吃；你不想吃，也同情旁人這麼愛吃」兩種境界的分野？不吃與吃只是情境的轉換，轉換的開關在自己手上，該吃的時候就好好吃，不該吃的時候就好好體恤自己的身體，接受身體此刻必須要休息的事實。

很多人對我提出「做斷食會不會得厭食症」的疑問，我必須說，問這種問題的人並非有真正的疑問，而是一種充滿反對意圖的問法，只是一種處處找藉口、給自己台階下的習性。在我

〈斷食語錄〉

如果該交給身體去論述健康，就交給身體去論述，而斷食顯然是交給身體論述健康的最好方式。

周遭的斷食人裡面，沒有紙片人的蹤跡，只有愈來愈豐腴的美女，以及氣色愈來愈好的帥哥。就在某一回和同事聚餐的場合，碰到認識我們這群主張斷食的學員，學員打趣問「你們也這樣吃啊？」現場是哄堂一片。是的，我們是這樣吃，只是我們吃得少，而且吃得很有節制。

我可以用優酪乳斷食嗎？

智慧引言

《少，但是更好》作者葛瑞格麥基昂（**Greg McKeown**）：『想成為一名專準主義（**Essentialism**）者，我們必須提高對選擇能力的覺察，我們必須辨認出內在這股獨立存在，又有別於其餘一切事物、個人或勢力的無數力量。』

經常在電影中看到那種對食物超級飢渴的演出，那種餓了很久很久，然後大口囫圇吞的吃相。誇張嗎？我有一種想像，假想一棵很久沒有進食的樹，它會不會也得囫圇？或許我們可以想像樹幹內快速吸取水分的樣子，然而這種誇張的表現應該是人的專利而已。可是這些思考都明顯和真相有所距離，因為真正在吃的是細胞，還有不能遺漏的，細菌。

〈斷食語錄〉

描繪這種食物對、菌相佳、態度正確的方向，我相信是一個簡單可行的健康目標，最不可思議的是，斷食居然是成就這個目標的捷徑。

在腸道裡，當我們吃多了，有細菌協助吃；身體不要吃的，有細菌協助吃；身體想要吃的，我們也分配給細菌吃。共生，乃大自然的生態文化，如果腸道生態是雙贏、多贏，而且絕對性的共生，這個人的健康已經達成八成。描繪這種食物對、菌相佳、態度正確的方向，我相信是一個簡單可行的健康目標，最不可思議的是，斷食居然是成就這個目標的捷徑。有沒有發現，這個以能量為主軸的世界就是由細菌所主導的，而且這些微小生物一直在為我們示範少食，在共生的世界中，大家都有食物可以吃，世界從來都不缺食物。

我們會吃多，存在一種最原始的動機，因為害怕食物不夠，因為唯恐以後就吃不到了。有趣的事實總是，只要我們的意識介入了飲食和健康的思考判斷，情況就很容易失準；只要我們不把決定權交給自己的身體，結果就不會盡如人意。其實細菌都是被動在接收我們所吃的食物，那些號稱壞菌的其實都是因為長期被我們餵食壞食物，體內的好壞菌版圖都源自於我們的飲食習慣，在聲討細菌的時候，我們總是忘了聲討自己的惡習。直接補充發酵食物，在結果論述，不就是對身體的補償，對細菌的救贖？

發酵食物在人類歷史的崛起，除了食材本身提供了腸道細菌的優質飲食，也因為有益菌回到了牠們所隸屬的家，是巧合，也是意外，當然也是人類的覺悟。斷食就是腸道意識覺悟的極致，是人類警覺腸道生態失控的遏阻行動，是人類疼惜體內益菌的良知回饋，是人類尊敬身體無悔承擔的積極作為。

該是為斷食下定義的關鍵時刻，斷食絕對不是單純不吃，而是交給身體最沒有負擔的食

〈斷食語錄〉

斷食絕對不是單純不吃，而是還給身體最沒有負擔的食材，同時大量邀請腸道住宅區所欠缺的益菌住戶，為健康做好最妥善的基礎重建。

材，同時大量邀請腸道住宅區所欠缺的益菌住戶，為健康做好最妥善的基礎重建。

發酵食材就是本書為讀者介紹的最完美斷食材料，所有天然食材都交由益生菌發酵完成，直接把發酵完成品交給身體吸收，身體獲得正能量，沒有損失任何能量，創造最佳的雙贏，身體贏，益菌也贏。很奇妙，是的，感覺沒有吃，卻依然有吃；感覺不是食物，卻又是不折不扣的食物；名稱為斷食，卻完全不是斷食；站在身體和益菌的立場，這才是真正的全食物。當你在思考，該不該在身體全然淨化的同時補充益生菌，或者是服藥時，就請你想像一下最佳的吸收狀態和效能，好菌無庸置疑，藥物也進入最佳吸收狀態，至於好壞，就留給你自己評估衡量了。

最後，真有人要問了：「那我可以用優酪乳斷食嗎？」我的解答是可以，可是最好不要，如果真要，也不宜太長時間。如果是牛乳發酵的優酪乳，建議還是回歸正常飲食中的搭配，不宜當作斷食的食材，如果是植物性的優格，沒有營養失衡的顧慮，一天、兩天以之斷食，應該是無妨。在學習相關議題時，都不宜忽略一個事實，在我們身體裡面，當家的是那些肉眼看不見的細菌，如果斷食是探索健康的一條明路，這條路上一定不該缺席的就是益生菌。

〈斷食語錄〉

在我們身體裡面，當家的是那些肉眼看不見的細菌，如果斷食是探索健康的一條明路，這條路上一定不該缺席的就是益生菌。

斷食真能讓病痛遠離嗎？

—智慧引言—

《順流致富法則》作者羅傑漢彌頓（Roger Hamilton）：「財富就像一座花園，花園照顧得越好，蝴蝶就越喜歡，也因此這花園就能吸引到比較多蝴蝶。成功的財富創造者們從來不會去用織網捕蝶的方式，他們會把心思花在建造一座能吸引人的花園。」

想說出一則非常令我懺悔的記憶，記得是我大兒子小學四年級的那一年，在家裡被我處罰、斥責，因為他考試的成績令我無法容忍。那時候的我，是一個非常不長進的父親，完全複製自己幼年時期的模組，不能丟臉，不能難看，不能見不得人。我不去思考原因，只是在結果上做文章，孩子考試沒有考好，問題不全然在孩子，多半問題是大人自己。家教很重要，而身教是家教的全部，幾乎學子所有品德操守問題，全都複製家長的行為，社會也一直示範檢討別人，不曾強化反省自己。

父母不成熟是小孩的不幸，把相同的邏輯放大到今日社會的醫療面，我敢公開的說，現今的龐大醫藥體系是全人類的夢魘，就像不成熟的父母，不幸的是全民，是需要被關心照顧的無辜大眾。我很感謝斷食這盞明燈，不僅照顧我的健康，照亮我的人生志業，也提醒我身教的重要，讓我有機會透過相同的標準，去檢視每一種論述、每一種學說、每一個人。沒錯，檢討別人很容易，責任推給別人太容易，只要箭頭一指，問題是，自己真的夠格全然而退嗎？

如果你有過吃到腐敗食物而快速嘔吐的經驗，體驗過那種從胃底端噴出來的力量，你得問問自己的身體，這股力量的源頭何在？那種辨識力和驅動力真是不可思議。發燒、腹瀉和嘔吐都是我們從小到大一直經歷的身體傑作，只要從身體意識的觀點去分析研判，用心體察身體所釋放出來的每一個傳導，也用心理解身體所進行的每一件工作，所有健康的疑惑都可以迎刃而解。一旦你某一天領悟了「身體不會犯錯」的道理，我敢說那一天距離你用心和身體互動，想必已經有好些時日了。

從認錯開啟本文的思考延伸，我清楚現代人關於健康的所有疑難雜症，都必須在自我反省與承認錯誤的範疇內尋求解答。病痛是訊息，是身體的強力提醒，我們應該回應的就是審視自己錯誤習性存在，可能是飲食習慣，可能是睡眠習慣，可能是情緒壓力，可能是負面思考，也非常有可能是從不認錯的性格。現代人幾乎都有前述的問題，幾乎每一位都綜合了所有行為習性上的缺失，然後把解決方案委託給一個和這些狀況完全沒有關係的單位。

每當我們把結果當成原因處理，就像極了我在處罰兒子的場景，身體何辜，必須得讓藥毒來侵犯之；小孩最無辜，他什麼錯也沒犯，卻得承受莫名的咆哮。我常常覺得，我們社會最需要反省與認錯的教育，就像我們應該多聽聞社會上善良與慈悲的感人故事，眼前從政府、媒體、企業、財團，所演出的多半屬於負面的教材。以醫療生態為例，除了必須存在的正面形象外，民眾所看不到的真相不說，那種以偏概全，而且是一言堂式的疾病論證，社會價值呈現嚴重的集體偏見，多少沒有病的，病了；多少不該那麼嚴重的，走了。

問題重點歸納一則，就是我們都搞錯了方向，我們真的都犯了病急亂投醫的錯誤。沒病是我的主張，你真的沒病是我的觀點，你必須清楚自己沒病是我的強烈呼籲，因為這種信念會讓你做出正確的決定，有勇氣強力糾正自己思考上和行為上的陋習。

斷食在我的藍圖中，不單是一種養生方式，它可以扮演人格

〈斷食語錄〉

斷食在我的藍圖中，不單是一種養生方式，它可以扮演人格缺失的照妖鏡，讓長久不諳健康版圖的人徹底清醒，而且不承認自己錯誤都不行。

〈斷食語錄〉

斷食之後喚醒身體的原始健康意識，沒有治療的意圖，只有保健的計畫，就讓身體去搜尋沒有病痛的平衡，創造完全康復的療癒。

缺失的照妖鏡，讓長久不諳健康版圖的人徹底清醒，而且不承認自己錯誤都不行。斷食之後喚醒身體的原始健康意識，沒有治療的意圖，只有保健的計畫，就讓身體去搜尋沒有病痛的平衡，創造完全康復的療癒。

因為沒病，所以不需要治療。在我個人的健康邏輯中，「治療」是不存在的議題。我不是刻意要和醫療對立，而是鼓勵沒病的人養生，是勉勵此刻安好的你從長計議，把「讓身體休息」當作最重要的課題，把「斷食」練習成自己最熟練的技能。既然我們每天都吃太多，既然我們每週都過量囤積毒素，既然我們每月都積習難返，我們確實都需要強有力的決斷，只有斷食可以單獨勝任這件工作。就讓斷食引領我們養成飲食好習慣，就讓斷食帶領我們成就無病痛的人生，就讓斷食率領我們連結最有自信的生命態度。

〈斷食語錄〉

既然我們每天都吃太多，每週都過量囤積毒素，每月都積習難返，我們確實都需要強有力的決斷，只有斷食可以單獨勝任這件工作。

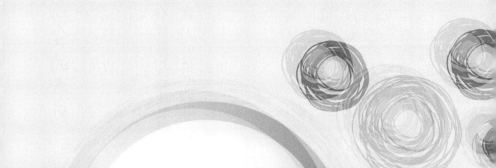

| CHAPTER 10 |

斷食是覺悟：

斷食的感動與健康故事

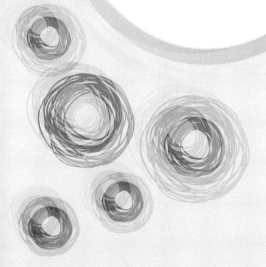

斷食的感動

智慧引言

《吃的美德》作者朱立安巴吉尼（**Julian Baggini**）：「擁有實踐的智慧並不是擁有理論知識或某種技術，而是建立在理性和經驗之上的判斷力。所謂實踐的智慧，重點可以用我多少視為座右銘的一句話來一言以蔽之：沒有一定的公式。」

如果「擁有很多財富」與「擁有很多朋友」，兩者只能選一個，相信後者是我們一致的選擇。可是朋友又分為好多種，從點頭之交到肝膽相照，在我個人很有限的人生片段中，經常被朋友的定義迷惑，最後索性不再推敲朋友的交情深淺，因為這並不重要。我們都有收到禮物的經驗，有些禮物很快用掉或吃掉，有些禮物則留下終身回憶，有些禮物的價值無法用金錢衡量，可能是啟發了人生的重大變革，終身受益匪淺。

與其嚴選朋友，不如輸送感動，這是我想強調的重點，這是在推廣健康的過程中所收到最有價值的禮物。就是捨與得的雙向往來，拼湊出生命的圓滿拼圖，在人與人的頻率共振中，感恩是一種最正向積極的頻率，它不一定代表交情，卻可以把生命的呈現點綴得充滿亮點。在感恩之前，還有一種極其美麗的人性樂章，叫做感動，正向的能量帶來正向的提升與改變，我發現在改變的前後，處處都是感動的足跡。

曾幾何時，歌頌斷食成為我的職責，就是這份執掌，讓我看到感動與感恩交互襯托的美好人生。從斷食文稿的編審一直到對於斷食出現深度領悟，玉女應該經歷不算短的猶豫期，其實我也很習慣不給朋友壓力，畢竟斷食是一種和正常作息背道而馳的訊息。我深知，淨化營的氣氛具備高度影響力，我這位編輯後援如果沒有經由活動的引導，我的文字力道應該沒有辦法讓她有此刻的體悟。話題同時連結到我常形容的辛苦，我們工作人員辛苦，學員也辛苦，可是少了辛苦，哪會有這麼多動人的故事呢？

這六則斷食心得分享的主人都從淨化營產出，他們不是每一位在第一時間都甘願前往，然而有一個共同關鍵是他們都參加了，也都深入斷食的境界，因而發掘到健康的自信。在淨化營隊中，不乏有因為感動，而主動把心得分享在群組中的夥伴，我留意到他們的誠意與用心，因此隨即聯絡他們，邀請他們撰寫完整心得，並提出刊登他們文章的要求。至於澎湖的小學妹婉婷，則出自我自己某一刻的靈感，她是我受邀去家鄉澎湖演講的現場聽眾，卻是我想回饋家鄉的念頭所得到最紮實的回應。

老朋友如川則是基於一種「擇日不如撞日」的因緣際會參加斷食，長年住在美國加拿大的她，要不是結束了國外的階段性規劃，我也不會在往後的工作上尋覓到這麼一位得力助手。至於采疇，在我近年的印象中，絕對找不到任何一位在斷食的執行深度上超越她的人，她屬於演而優則導，從學員到志工老師，淨化營的任何課程都可以適時遞補

〈斷食語錄〉

曾幾何時，歌頌斷食成為我的職責，就是這份執掌，讓我看到感動與感恩交互襯托的美好人生。

成為師資，有點類似棒球比賽的工具人，每一個守備位置都可以勝任。

這些故事要送給渴望獲得健康的你，這些朋友的心得絕對你深化斷食最可靠的橋樑，沒有必要繼續裹足不前，只是一個要的念頭，你就置身其中了。

對身體最有價值的事

潘玉女／42歲／叢書編輯

人到了某個年紀，似乎就會開始關心起健康議題。或許是因為有親朋好友遭受疾病折磨，或許是自己正為某些疾病而苦，也或許就只是發現自己體力、免疫力、代謝力大不如前，因此開始尋找各種資訊，想要學會怎麼吃、怎麼睡、怎麼坐、怎麼動。

說起來，我是屬於第三種，也就是「似乎沒病，但就是哪裡不對勁」。我沒有什麼大病大痛，多年來健康檢查都沒有紅字，我的作息正常，每天至少睡足七小時，我的情感網絡健全，有很好的家人朋友，工作和生活壓力或多或少有，但也能排解。比上不足，比下有餘了，不是嗎？

有位我很敬重的醫師作者告訴我，若你一年感冒超過兩次，代表你的免疫力太低了。我心想：「連我這麼『健康』的人，一年感冒三四次也正常，要求一年不得超過兩次，未免太嚴格了吧？」基本上，我那時的心態就是不相信身體的智慧，不相信人真的可以不生病，不相信除非是意外或急症，否則我們可以遠離醫院。

但同時間我開始反省，我真的健康嗎？如果我很健康，那為什麼我總是覺得自己體力不足？每天上班到了下午，常已頭昏腦脹、思緒不清了。晚上回到家，明明也沒做什麼家事，但到了睡前跟孩子kiss good-night的時間，經常感覺好疲倦，只想敷衍了事，無法跟孩子多聊心事。一年總會感冒個幾次，三不五時頭疼、胃疼來攪局。還有，以在三十歲以前，我一直都是大家眼中的「瘦子」，但現在，我的腰圍卻不成比例地脹大。

答案很明顯了，我實在稱不上健康啊！這也代表著，對於健康的追求，我必須更積極。所以開始在食物上更挑（盡量吃有益健康的）、開始規律運動、開始學瑜伽練氣功、開始吃營養補充品。這些都很好，但我一直在尋找一個「終極」的方法。

然後就是一個工作上的機緣，有一天我眼前站了一個推廣斷食，而且碰面當下正在進行斷食的老師。當我聽到「斷食」這兩個字，第一個反應跟絕大多數人一樣：「是瘋了嗎？」「幹嘛這麼激烈？」「不行，我一定會餓到全身無力、兩眼發昏！」「這是修行人才會做的事吧？」一開始斷食在我心中，非但不等於健康，甚至是會傷身的。它是為了抗議什麼事而做的（那叫「絕食」），是為了懲罰而做的。

但我錯了。其實現代人所吃的食物，大大地殘害了身體。斷食之後，身體就有餘裕去做比消化更重要的事。當我聽到斷食可以帶來的好處，我的耳朵張開了。一個全家都做過肝膽排石、七日斷食及維持半日斷食的朋友，她的女兒嚴重的鼻子過敏、蕁麻疹，不藥而癒，兒子在升國一那年突然抽高，體能大幅躍升，老公本來已經是糖尿病前期，也痊癒了。當然我聽到更多的分享，包括高血壓沒了、脂肪肝沒了、體重下降了、身體痠痛不見了、睡眠品質變好了、月經正常了、經前症候群消失了、皮膚變好了⋯⋯，而最吸引我的，則是「我有了不生病的自信」這句話。

我好羨慕他們哦！但「斷食」畢竟是一個偏離「常軌」（現在想想，什麼才是常軌呢？每日三餐真的是常軌嗎？）的作法，聽起來真的好可怕，我可以做嗎？它真的那麼好嗎？我觀察了好一陣子，才下定決心，進行了第一次的七日斷食。我一開始以為斷食是只能喝水，所以當我知道斷食期間可以喝酵素，反而覺得很開心，有一種「賺到了」的感覺。

一旦我進入斷食，就義無反顧。我沒有任何猶豫，我就是很明確地知道，我要做完這七天，我想要聽身體跟我說什麼，我想要讓身體拿回健康自主權，我想要讓身體好好做他該做的事。那七天，並沒有發生讓我擔心的情況，也就是「我會餓死」或「我會受不了食物的誘惑」等狀況。到了平常用餐時間，餓倒是不至於，只是嘴巴覺得有點無聊，有點想念咀嚼的感覺，需要做點活動來分散一下注意力。那幾天我照常上班，不但沒有餓到四肢無力、兩眼昏花，反而覺得輕鬆、有活力。同事下午茶時間拿食物來分享，我伸出戴著「請勿餵食」手環的右手，跟他們說我正在斷食。我還記得開始斷食的前幾天，老公照三餐發訊息關心我：「妳還好嗎？」我的回答一律是：「我很好！」斷食的第四天，晚上我還出去慢跑了三公里。

平時每天早上起床時，總是很痛苦，但那幾天我睡得很不錯，起床時間一到，眼睛就這樣「叮～」順利張開，開始一天的生活。以往常因工作上的問題感到焦慮，但那陣子工作一樣很忙，心情卻很平靜，很有信心自己一定能把問題解決。斷食結束過後幾天，家人突然跟我說：「妳臉上的斑最近比較淡喔！皮膚好像變好了。」（他們知道我有做斷食，但他們對於斷食的認知只停留在「斷食會瘦」，真正的意義他們還不懂）

原來這是真的，就是當你暫時停止把熟食送進體內，讓他休息，他就會開始做他最重要的事：幫你排毒、幫你修復、幫你建構一個更好的內在。所以我後來又做了一次七日斷食，在前一次的基礎上，這次的行動更駕輕就熟了，感覺一樣很順利美好。

不少一起斷食的學員分享，他們在七日斷食的第五至七天，身體會像發生土石流般，排出大量的廢物，我一直很期待這個土石流，只不過兩次的斷食都沒有發生。詢問了老師，老師建議我下一次做得更深入，也就是可以維持到十日斷。目前的我，持續半日斷食，也就是早餐以酵素取代熟食。半日斷食帶來很愉悅的輕鬆感，我希望在長期的維持下，我真的可以大言不慚地說：「我很健康！」

我必須說，變瘦、皮膚變好，這些固然是我一直在追求的事，但我最最想要的境界，還是那句「不生病的自信」。在資歷尚淺的斷食體驗中，我已經深深相信，如果選擇了正確的方式對待身體，身體就一定會好好地回報你。

我是真的很開心（也很幸運），找到通往健康的門道。以前我做肝膽排石時，覺得自己在做「對身體最棒、也最重要的事」，現在做斷食，則認為它是「對身體最慈悲、最有價值的事。」如果你跟我過去一樣，對斷食有很多的誤解，那現在就是你好好了解它，並付諸行動的時候。

用斷食在家中種下健康的種子

許婉婷／32歲／公務人員

那一陣子，媽媽多年過敏的症狀達到巔峰，每天的問候電話中，她總是告訴我身體如何的不舒服，吃了多少藥但又不見起色。我很無助，也上網爬文尋找各種偏方，以及中、西醫療法，可是我心裡清楚得很，眼前的淨是一些治標不治本的方法。在我擔心、害怕、不捨、茫茫然之際，無意間發現一張活動DM，主講者是陳立維老師，講座的標題「你所不知道的健康世界」讓我眼睛為之一亮，心想：「或許，這是一個契機，可以從中幫助媽媽找到改善過敏的方法。」

記得陳老師的演講，探討的主軸是益生菌與酵素對身體健康的影響。酵素能量取代熟食熱量的好處、益生菌如何參與身體的運作等等論點，是我從沒接觸過的，我聽懂了，也相當認同。當下，我心中突然被重重敲了一下，家中兩對長輩，有過敏體質的，有患慢性病、甲狀腺機能亢進症及癌病的，想當然爾，我跟先生在這樣的環境與家庭習慣下長大，彼此可能都是罹病的高危險群。未來，我們兩個人必須照顧四個病體與孩子，這是一個想都不敢想的沉重擔子。於是，講座一結束，我馬上報名了舒活營，當時的想法是，唯有從自身做起，開始愛惜身體的具體行動，我的家人才有機會重拾健康，於是我成了酵素斷食的實踐者。

從小到大，生活環境充斥大量的商業廣告，暗示著我們的意識與潛意識而不自知，彷彿不跟隨潮流追求「吃」是一種罪過。「吃貨」二字，最初貶低的意味，卻成了現下吹捧美食主義者的用詞。這種僅止於滿足口腹之欲的「吃」，而非把身體的需求與負荷考慮其中的狀況，我也曾身陷其中。幸運的是，透過斷食，我深刻體會到，過去自己是如何自私地切斷與身體的感官連結，忽略身體的抗議警訊，並且肆無忌憚地損耗身體的各項機能；大吃大喝、熬夜通宵是我仗著年輕揮霍本錢的方法。在接觸斷食之前，不到三十歲的我，每天精神不濟，吃再多體型依舊瘦弱，身體總是有種說不出來的沉重感，被這樣「類生病」的症狀糾纏著，好似罩在一層薄霧中，沒了敏銳、沒了衝勁、沒了積極、沒了方向，這樣的我就算身處歡樂的情緒與氣氛，也無法百分之百的投入。徹底執行斷食之後，我才恍然大悟，想要百分之百體驗生命、活在當下，健康的身體是根本。

對我來說，斷食並非易事，畢竟這跟我近三十年的生活習慣有所牴觸。我的口慾仍在，特別是在斷食期間，更是揮之不去，但是我學會轉移焦點，把焦點放在傾聽身體、感恩身體；有時候是一種身體輕盈且心靈富足的感覺、有時後是排出肝膽結石與長年宿便的狂喜、有時候是為自己的堅持感到驕傲與不凡、有時候是為了家人而必須以身作則的責任感。

我的建議是，找到支持自己的方式，持續不間斷的嘗試與執行，因為習慣需要時間建立。再者，你對吃這件事又抱持著什麼樣的看法呢？我的理解是，徹徹底底改變對「吃」這件事情的信念，就能夠更加容易的斷除口欲，才能重啟與身體的連結，讓身體告訴自己什麼該吃、什麼不該吃。

自從認識了陳老師，徹底了解酵素斷食、肝膽淨化，以及落實聽從身體的指示去吃，並且搭配瑜伽運動，在第九個月我意外懷孕，我很自豪，因為清除了身體的廢物與毒素，而迎來了一個生命。我相信這個生命，因為母體的乾淨與健康，天生的體質必定在水平之上，而且在他往後的人生，我會把我所知所學以身體力行的方式傳授給他。此外，原本總是追趕流行感冒不斷的我，現在罕染感冒，就算感冒，症狀輕微且喝喝溫水三至五天即好；孩子出生後，我是職業婦女，下班接手照顧新生兒直到早上上班，縱使休息時間有限，但我可以好吃好睡、體力依舊、精神集中。

現在的我，因為健康的身體而充滿自信與光彩，面對生活大小事更加得心應手與沉穩。我的家人，特別是媽媽與先生，漸漸受我影響而開始接受並執行肝膽腸淨化，並重視酵素與益生菌的補充，媽媽長年困擾的過敏症狀也減輕相當相當多。我知道，我在家中種下的健康種子，萌芽了。

是的，如同陳老師所言：「斷食是一條修行路」，走過這一遭我才發現，經由斷食所建立的生活習慣，不僅僅只是改變身體健康而已，而是扭轉我的人生觀。僅是一個對「吃」的信念的改變，讓我選擇了斷食，選擇吃對的東西，身體回饋給我的除了健康，還有我對自己的信任，並相信生命可以是單純不複雜的。從斷食所領悟到的價值觀念，讓我確信生命中的種種選擇都只是在一念之間，我的選擇不僅限於造就健康的理想世界，還有機會創造工作事業、家庭關係、人際關係上的理想結果。感謝上天讓我遇見陳老師，感謝自己選擇斷食這條路，感謝這一切的發生。

當斷則斷，即知即行

林家瑋／52歲／家管

因為守仁老師的介紹，我和好友一起去上了「幸福除垢學」的課程，也因此認識了立維老師。對於課常上老師說的「早餐是危險的一餐」「身體處理食物就不處理廢物」……，句句都讓我有當頭棒喝的感覺。

「不吃早餐」顛覆了我的觀念，我根深蒂固的認為，早餐是一天當中最重要、而且要吃得最好的一餐，但老師提出數據和研究報告讓我們知道，大腦有一套獨立的排毒機制，在睡眠中運作，身體所有的細胞也在睡眠中排毒，早餐的「美食」會把睡眠中的努力都浪費了。尤其早餐幾乎都是精緻的碳水化合物，吃下這樣的早餐真的有助於我們的健康嗎？換個方式，用能量飲品來執行晨斷食，會是一條正確而美好的道路。

除了晨斷食，老師也建議我們嘗試七天斷食，最好學習整套肝膽腸淨化，因為身體長期堆積了很多的毒素，需要靠斷食讓它排出，所以我報名了淨化營，抱著愉快輕鬆的心情去參加。兩天的課程裡，我用一種全然開放的心態去參與。立維老師及所有工作人員都是親身實踐斷食的最佳見證，立維老師把他十多年來對健康的體悟與學習，毫無保留的教授給我們，除了讓我了解身體的健康智慧，我也從全新的角度去認識酵素及益生菌，而經絡按摩、拍打的部分又是另一種善待身體的方式。

這次活動是我第一次進行肝膽淨化，第一天晚上我真的排出了好多的「寶石」，讓我自己嚇了一大跳，果然身體累積了好多的毒素，而這絕對不是光靠吃素或運動就可以排除乾淨的。隔天，我的身體感覺變輕盈了，也更加精神飽滿。結束為期兩天的活動，回家後繼續斷食五天，也就是完成了一星期的斷食。

四年前，我的體重是六十公斤，當時覺得自己體力差、皮膚差、穿衣服也很不好看，所以報名了健身房，大約一年的時間慢慢瘦到五十公斤，就這樣一路維持到現在，自認為身體沒有什麼大問題，唯一的狀況就是晚上比較輾轉難眠，無法一下子就入睡。

於是我又參加了第二次淨化營，這次雖然沒有像上一次排出那麼多的「寶石」，但在整個七天的斷食中，每天都有不同的看見和感受，我的臉開始冒出很多痘痘，原來皮膚也在排毒，後來痘痘消失之後，朋友說我的臉色比以前光亮，神奇的是，我變得容易入眠了，也可以一覺到天亮。真的很感謝自己的行動力，將重要的價值觀置入每天的習慣中，給自己一個改變的機會。

自從聽了老師的「幸福除垢學」課程，我就執行晨斷食到現在，真的覺得身體不需要太多的美食、熟食，那只會加重身體的負擔。我將這些健康新知和家人溝通，也慢慢改變了家人的飲食習慣，我跟無肉不歡又愛炸物的兒子，分享腸道瘜肉和肝臟的毒素是如何因為我們的飲食不當，而造成多大的傷害，兒子聽了之後，已經好久沒吃炸物、喝飲料了，現在也會吃沙拉、吃優格，讓我驚訝也無比歡喜。媽媽是家中飲食的把關者，擁有正確的飲食觀念會影響一家人，吃對食物是一種身教，我們必須以身作則來影響孩子。

某天在台北聽完立維老師上百人的演講後，真的覺得很感動！老師每次總是認真的準備，每次都有新的內容，總是苦口婆心教學，時間到了還捨不得下課。那天聽完後我心裡想著，如果有一天老師能來我們林口演講的話那該有多好！結束後老師請我和好友一起留下來聊聊，沒想到心有靈犀一點通，老師提出可來我們林口講課，真是太開心了！後來立維老師真的在林口辦了一場演講，我的好朋友們本來對斷食帶著質疑和排斥，但聽完老師的解說之後，都願意親自嘗試了。

「警覺是智慧的開端」，進入身體的食物真的很重要，減少過多的美食、熟食進入體內，身體就會開始好好幫我們排毒、修復，改變腸道菌相，減輕體內過多的負擔。身體健康比起一切的財富名利都還要珍貴，我很開心自己願意學習，願意實踐及改變。截至目前為止，我已經晨斷食將近一年，做過兩次肝膽腸淨化，每天好好運動，每天開心學習，熱愛生命，擁抱更美好的自己，追求身心靈的淨化與平衡。只要願意做，身體會與你對話，會回報你、讓你享受這份輕盈自在的喜悅。

「健康是一條修行路」，我願繼續追求身體的健康，繼續學習正確的飲食觀念，我相信身體會回應我更美好的改變，願我的家人好友健康路上一起同行，追求更美好的明天！

斷食趣

蔣如川／48歲／自由業

與陳老師（私底下我都稱他陳大哥）是十多年的舊識好友，多年下來他已經有不少與健康相關連的書籍創作，而且總是不忘與我分享。所以從美返國後，一直想與他相約敍舊。多年前我也曾經和姐姐一同參加斷食舒活營，留下美好記憶！那次的經驗讓我排除對斷食不明且主觀的意識與排斥，讓我發現原來不進食，只補充酵素和益生菌可以讓身心感覺輕鬆舒暢無比，真是一種微妙的感受！

因此回國後很想再次回味一下當年的好記憶，於是再度向陳大哥提出想要參加舒活營的意願，另外也請教他有關於自己身體的一些異狀。最困擾自己的便是超過十年以上的痛經問題！而且症狀複雜，從經前的腹脹酸痛無力，到來經期間上吐下瀉發冷又發熱、甚至全身冒汗，疼痛指數幾乎到達最高標！現在每每回想起來都還會感覺全身發麻般的驚恐，但是陳大哥聽完我自覺很嚴重的症狀後，卻只是輕描淡寫地回我一句：「那都是毒垢造成的。」我心想，就這麼簡單？不是應該會有很長串的「因為、所以」的病因解釋嗎？他又繼續說：「如果妳願意給身體三至六個月的時間，一定會有所改善，而且我會一路挺妳到底！」突然之間有一種不再孤單，不再是自己一人孤軍奮戰對抗疼痛呻吟的感覺，而是一陣暖流湧上心頭！覺得漂流十年的浮木終於可以靠岸。猶如演員湯姆漢克主演的「浩劫重生」，在孤島上獨自一人生活多年後，決定奔向大海尋求救援而終於獲救。那是多麼讓人振奮的一幕啊！

既然如此，即將遠離病魔的時間表都已經這麼清楚被告知，即使是需要花到預估的最長時間六個月，那也不過是人生旅程的千分之一吧！重要的是不用再擔心恐懼未來每個月身心靈的煎熬，於是立即在內心中默許讓自己連續四個月，每一個月做七天斷食，只喝酵素配益生菌，再慢慢復食回到正常飲食。如此一來，每個月都可以讓我的腸道淨化約半個月的時間。

當第一個月的課程活動進行到最後階段，安排了一段影片，來自於加拿大老年人生活的寫照。影片上播放著一左一右的對照組影片。一邊是腳踏車的車輪，一邊是輪椅的輪子，接着旁白傳來：「你希望十年後的你，過著什麼樣的生活？」是能騎著腳踏車和家人、孫兒們一起出遊；還是只能坐著輪椅，躺在病床上靠着呼吸器生存？這讓我很震撼，甚至激動，淚水在眼眶打轉！因為我的母親就在我觀看到這部影片的半年多前，因中風而變成完全臥床。她再也沒有機會選擇以腳踏車的輪子過著充滿活力的晚年生活。

萬金難買早知道啊！而現在終於明瞭，原來透過斷食，還原給身體應有的自主及主導能力，做出超乎腦的想像，回歸到我們最初應有的健康狀態。所有要提供的唯二工具就只是酵素和益生菌。適時的補充，足量的補給。其他的事，腦子休息不用多想，身體自然會很開心地做好份內的事，而受惠的就是其主人。何樂不為呢？

斷食二十一天，心得分享

高玲嫒／44歲／科技業

會開始嘗試肝膽淨化和斷食，也算是一種緣分。二〇一七年十月，透過嚴守仁老師在讀書會的分享，我報名參加了立維老師的「幸福除垢學」課程，先除除「腦垢」。記得最基本的原則是：「身體不處理食物才有機會全力處理廢物」。上課當天，我體驗了只喝酵素，不吃固體食物，中午時間則品嚐了美味可口的生菜沙拉，感受一下身體的反應。我的身體告訴我，完全沒有問題，不但不會有飢餓感，而且更覺得神清氣爽。

當立維老師在課堂上提到晨斷食時，我立刻想到平時早上小孩匆匆忙忙趕上學，早餐都沒有好好吃，常常只吃一兩口甚至是沒吃，我一直很擔心他們會餓肚子；可是問過孩子，他們好像也很少覺得餓，而且很快就到中午吃午餐的時間；就這樣，心想索性和孩子們一起來試試晨斷食，於是買了幾瓶酵素，母女三人一起開始晨斷食初體驗，也解決了我擔心孩子沒吃早餐的問題。

由於想要更深入體驗和了解斷食，所以我接著參加了二〇一七年十二月的淨化營，雖然對於一些比較深的理論，仍是懵懵懂懂，但至少學會了斷食和肝膽淨化是如何來執行。當同學們都開始有了生理反應，身體開始排出東西，我的身體卻一點反應都沒有，整整比同學們晚了八小時以後，腸道才開始有動作。從那時起，我意識到自己的腸道是如此的鈍，反應很慢，所以雖原本計畫做七日斷食，但我想讓自己的腸道有更多時間調整，再加上我的身體並未感受到任何不舒服，所以第一次斷食總共維持了十天。

接著因為出國旅行，所以晨斷食中斷了幾天，也因為偶有多吃等情形，回國後會試著在一週內，做一至三天不等的斷食，今年農曆年後，就持續性地執行每星期斷食一天，主要也是因為每星期一中午十二點要開會，常常會來不及吃午餐或吃得很趕，乾脆調整一下，執行一日斷食也輕鬆方便。

之後我再度報名了三月的營隊，然而營隊活動卻因故取消，但因為當初報名營隊，就是想給在三月生日的我一份特別的生日禮物，想想不然就自己來執行也可以！只是因為自己還是初學者，對肝膽淨化還不熟練，因此就單單做斷食。問問自己要做幾天呢？既然是生日禮物，挑戰一下好了，來試試二十一天斷食。因為工作的場域是在一般辦公室內，只要不出差，不會有太大的問題。走過這二十一天，身體的回饋是肚子明顯的消了，體重竟比年輕時還輕盈！我也利用這二十一天，好好地讀一遍《醫生菌》這本書，畢竟身體正在經歷排毒的過程，讀著讀著，偶爾還會讀出會心的一笑。

當然這二十一天內也曾遇到危機，像是執行到第十六天的傍晚，突然感到一陣頭痛、頭暈，之前的我發生這種狀況的經驗是如果不馬上處理，就會暈得更嚴重，然後嚴重嘔吐。看醫生的經驗多是給我止痛藥，像是普拿疼這類的，還真的很有效，愈快服用，效果會愈好。但是我自己知道，一直靠止痛藥也不是辦法。檢討我頭暈、頭痛的起因通常是連日晚睡，睡眠不足所引起，當下決定下班回家先睡一下，大概休息個一小時，頭暈、頭痛自然地緩解，身體感覺好多了，已經可以帶小孩去上晚上的才藝課。因為斷食，而且身體持續清出不少宿便，真正有感受到身體的好轉速度變快了，但是讓睡眠足夠才是長久之道。

在斷食期間，抗拒食物的誘惑是很大的挑戰，特別是在開火煮飯食物的香味飄來時，但這卻是一定要克服的關卡，就把它當作是訓練自己的恆毅力好了。

問過家人對斷食的看法，我先生覺得：「這太激進了」；我爸說：「我無法忍受飢餓」；我媽說：「這太累了」；看來我若想要成功讓身邊的人一起加入斷食的行列，要努力的空間還很大！

我想斷食是一種「體驗式健康法」，只要自己的身體可以接受，就需要去做，才會收到身體給的成效。當然我還得持續努力，找出日常持續維持健康平衡的方法。畢竟美食間充滿了美好的情感回憶，但享受美食之餘，必須不忘定期清除腸道垃圾，讓自己的身體，往健康的大道上行走。

啟動健康密碼的鑰匙

李采曄／47歲／彩虹舒活營老師

人生就像一扇門，隨時在找尋開啟門栓的鎖匠；身體就像一部探測器，隨時在搜尋四面八方的健康資訊。當人們追求健康，不停地尋找最快速方法時，我是何其幸運於不惑之年接觸大自然賦予眾生的武林祕笈——「斷食法」。

斷食是一種心境的轉換，一種跨越醫療手段的體驗。以我個人而言，則是生活品質的提升。初次體驗斷食純粹是好奇心，經過多次不同天數的淨化，感受斷食為身體帶來無比舒暢的清腸之旅，更深入洞悉腹腦對身體產生的共鳴，享受消化道不被食物干擾的幽靜，身體沐浴在能量倍增的氛圍中，體會和身體互動的意境。宿便是萬病的元兇，以土壤休耕的模式修護腸道，以天然食材調養五行，落實「排」比「吃」更為優先的真理。透過斷食法的洗禮與保存體內酵素的祕訣，讓腸道腐敗菌徹底排出，給消化系統掏空的機會，它是如此渴望得到休息。

體驗斷食就像回到熟悉的旅遊景點，每一趟都有新觸動，每一回都能誘發血球的流竄。學習斷食不需要駕照，只要正確掌握生命的方向盤，認真作身體的主人，深刻感受每個臟器發出的訊號，每吋肌膚呈現的反應，相信身體的自癒力，隨時以空杯的心態，迎接腹腦激盪後湧現的吶喊。小時候長輩所教導「吃飽才有體力」的觀念慢慢被推翻，以能量取代熱量的新世紀飲食觀念正積極被融入現代人的餐食習慣中。若把斷食比喻成修行，實際行動就是取經囉！人生沒有所謂的「早知道」，只要肯嘗試就永遠不嫌晚，用心與身體對話吧！身體本來就是一本健康手冊，生病找醫生，天經地義，從前的我亦是如此，殊不知良醫就在自己身上，藉助腹腦的力量，利用大自然賦予的本能，找回身體的主控權。

有理路的斷食不飢餓、是飽足的，有充沛的精力與清晰的思考力。健康是沒有學分的必修課程，學習健康無指導教授，唯有虛心接收身體三番兩次的折騰與奉獻，唯有實際行動與相信。身體是最稱職的情人，無奈承受你的病痛；

是最親密的愛人，默默聆聽你的哀怨。斷食法是我生活作息的好伴侶，也是啟動我健康密碼的鑰匙，更是引領我邁向人間淨土的轉運站。

斷食是飲食文化的革新，亦是保養器官與身心獲得寧靜的不二門。斷食是一種習慣，一種拒絕食物入侵的手段，沒有層級之分，只要願意做。

談談我的第一次斷食吧！做了十二天，不僅排了體內的濕氣，更改善困擾多年的鼻過敏。感謝身體解脫毒素的壓迫，也修復肝臟長期過度疲憊的壓力。有了一次好轉反應的鼓勵，促成斷二十一天的行動力。這回排毒力道走入肺部，莫名的咳痰是深層斷食才會出現的奇蹟，把積累在肺葉上的廢棄物橫掃出清，更讚歎的是復食後借助纖維質的大量潛入腸道，不可思議的排了一條長約四十公分的便便。嗯！身體輕盈許多，人也跟著亮麗起來，一切功勞拜斷食所賜，太感謝身體為我所做的回饋。

其實，我最長曾斷食三十一天，斷食期間雖然沒有製造排便的材料，還是天天排出惡臭又黏稠的宿便。想要擁抱斷食的好處，試過就知道。斷食讓我回到二〇一八年華的活力；維持體態曲線的實力；掌控健康幸福的權利。

「吃多即吃少；吃少即吃多」，經營健康就像爬樓梯，必須從底層穩步往上爬，走得慢、速度不快都沒關係，重要的是不要停。

後記

斷食，偉大的健康故事

—智慧引言—

《2的力量》作者喬書亞沃夫申克（Joshua Wolf Shenk）：「創造力是當夢想家碰上執行者時的合力。」

獻上這本自己超過十年的斷食以及分享斷食、輔導斷食的心得，我很榮幸，也很願意珍惜這個使命。我心中不忘傳承的責任，我總是知道，一顆好種子可以長出一大片森林。斷食撰寫不少精彩的健康故事，這些故事透露人類的兩大特質，除了挑戰困難的潛能，還有關懷他人的慈悲心。這些年對我而言，當然也有不盡完美之處，總是人的腦袋釋放出障礙自己進步的訊號，收不到別人的善意，總認為別人別有居心。

因應生活需求，或者自己的特殊喜好，我們花錢消費，我們購買商品，在沒有售後需求的前提下，買賣屬於很單純的行為。即使是別人遊說的、推銷的，決定購買的應該還是自己，解釋成衝動購買，願意花錢的人還是應該承擔一切。這個道理和健康邏輯一致，吃什麼自己決定，愛吃、多吃、加班熬夜不睡覺，都是自己的行為。即使我們把加班的責任箭頭指向業主，但身體垮了還是自己承擔，老闆即使多付一些醫療費用，恐怕也不一定喚回你的健康。

斷食需要酵素，而且務必是合格的優質酵素，即使我有屬於自己青睞的廠商，絕對不表示裡面有勾搭、密謀和串聯的營業行為。生意要營利，只要產品的品質好，客戶就一定會買，只要售後服務做得好，客戶會繼續買。我有很多學員始終分不清楚消費動機與通路結構之間的分野，分享斷食經常瞻前也顧後，最終朋友也收不到他全部的誠意。分享斷食和銷售酵素可以是同一個人，唯獨必須確認面對客戶的動機心態，還有兩種行為的優先順序，只要心態健康，結果必須隨緣。

我很遺憾，在我父母親有生之年沒有讓他們嘗試斷食，我當時的念頭也同時反應在很多人身上，就是貼心，就是不捨。我們可能都不曾這樣想過，這種貼心也是一種不貼心，因為經驗告訴我，每個人都必須經歷猶豫和恐懼，然後勇敢的告訴自己：我可以的。我有一種比喻，有懼高症的人抽到了傘兵部隊，終於到了從飛機上靠自己的意志力往下跳的時刻，已經沒有逃避的空間，這個時候是自己鼓起勇氣跳，還是得委由後面的長官一腳踹下去？我清楚很多人就處於知道應該要斷食和找不到勇氣做之間，索性永遠將斷食束之高閣。

人體是造物最完美的創意，它具備一種自然啟動的意識開關，自動自發，主動積極，分工合作，而且無縫接軌。這是大自然的縮影，是串聯陽光、空氣、水的最高級生物界演化作品。成為人屬於無上的殊榮，擁有人的身體是一種責任，我們的腦部意識有詮釋身體完美境界的能力和職責，就從認知到責任，開始維繫其完美的存在，責任就已經承接。人體屬於能量世界的版圖，從益生菌到細胞內的粒線體，從食物的天然酵素到身體運作生化的所有酵素，我們活著，必須掌握到建構身體的原始能量資源，這是時間與空間的傑作，這是能量與斷食的創作。

白話一點說，可以訓練適應空腹的能力，可以學習斷食，適時讓身體清淨，讓身體保持運行暢通，讓身體的療癒能力保持在巔峰，讓自己的生命從此走出為病痛所困擾的陰霾。透過植物性天然食材的發酵產物，也透過腸道益菌的適量補給，我們引導身體進入一段以七天為基準的斷食階段，好讓身體搜尋到全新的生命力，也讓自己終於有機會掌握到對生命的絕對自信。身體會自行演繹造物的完美創作，只要我們賦予它充足的能量，只要我們願意以最大的誠意去關注它的喜好。

斷食，寫出一則又一則的健康故事，只要飲食文明持續佔據人類的思想慾念，有心人自然會搜尋到斷食的資訊，有緣人自然會成為斷食的行動家和推廣者。斷食有多偉大，讓我邀請你自己經歷，自己體會，然後自己撰述。這一本書是斷食送給我的偉大健康故事，滿滿的感恩回贈給願意謙卑自省，接著勇敢改變的你，讓我們一起擁抱健康，生命更臻圓滿。

附錄

斷食重點問與答

Q. 肝膽淨化多做幾次就好，為什麼要斷食？

A. 百年來現代醫學在對症緩解的理念下，醫療的技術不斷發展，致使人們誤認，身體不適的症狀即是單一的病名及病情。事實上慢性病並非單一的發生，而是整個系統性的問題，舉糖尿病為例，人們並非死於糖尿病，而是死於不良的生活和飲食習慣。

肝膽淨化是清理身體的堵塞，恢復肝臟的功能，像室內大掃除一般，而七日斷食和每日晨斷食的習慣，則就有如家中人人都養成保持清潔的習性，不製造垃圾藏汙納垢，並且每天都把垃圾清出去。

真正的「病」是觀念和習慣造成的，所以說：「中醫不能治病，西醫也不能治病，習慣才能治病。」

Q. 不吃不是會餓死嗎？為什麼斷食反而能讓人健康？

A. 現代人吃太多了，而且所吃的都是已經遠離原始食物設計的加工品，因而累積了太多毒素，反而成為疾病的源頭。

斷食不是不吃，而是用有能量的東西取代平時的飲食內容；也不是永遠不吃，而是在很短的一段時間內遠離食物。

暫時不送食物進入身體，能讓消化道得到休息，讓他有機會去做更重要的事，也就是清除毒素和廢物，並修補體內破損受傷的細胞和組織。

Q. 怎樣的東西才稱為「有能量」？

A. 充滿酵素的食物就有能量。基本上，現代人吃的熟食，因為經過加工、烹調，已經失去了大部分的酵素。既然在文明演進之下，完全生食已經不太可能，人體的功能在受到破壞後，也無法自行生產足夠的酵素，所以補充酵素和益生菌，是現代人健康的重要法門。

Q. 每種酵素都可以用來斷食嗎？

A. 並不是，至少自行在家裡發酵的酵素，因為沒有經過溫度、菌種、發酵程序等管控，因此絕對不能用來斷食。

優質且安全的酵素必須有良好的品質管理，並含有人體該有的各大類蔬果的營養素，以適當的比例搭配製成性質溫和的產品，它可以提供斷食期間的能量補充，讓斷食者不感到肌餓，維持正常的生活及工作，並順利完成斷食。

Q. 以酵素斷食時，是喝愈多愈好嗎？

A. 當然不是。一般還是以餐為單位，將濃縮的酵素原液一百西西，加入五百西西的好水，沖泡成一壺大約六百西西的酵素飲品，每十至十五分鐘喝一小口，持續補充能量。這樣持續到下一餐，再沖泡一壺一樣的量。

因為酵素也是有熱量的，不能無限制地喝。

Q. 水斷食可行嗎？一般建議做多久？

A. 就人體生理和文獻記載，水斷食絕對可行，對一個有決心毅力的人做三至五週都不是問題。水斷食嘗試一兩天無妨，如果時間要延長，建議補充一些營養液，而且最好完全放鬆休息，工作和運動都不宜。以現有的經驗和材料分析，實在沒有必要做水斷食，畢竟以營養素完整的發酵液執行斷食，既輕鬆又沒有風險，而且又不影響正常生活作息。

Q. 斷食有危險性嗎？

A. 正確答案是沒有危險性，但更完整的解答是，斷食之所以可能存在風險，是因為不明瞭斷食，是因為衝動性斷食，是為了減重而刻意斷食。本書之所以建議透過發酵液斷食，就是期許在最安全無虞的前提下執行斷食，因為清楚不缺營養和能量，執行斷食之前已經先確立為身體清除垃圾的動機，願意為喚醒身體原始意識而努力。

Q. 斷食期間可以喝茶、咖啡或其他飲料嗎？

A. 對於初學者來說，斷食期間除了水，不建議飲用其他飲料。黑咖啡和綠茶都是好食物，但不妨思考一下，是否因為它迷人的香氣與口感或依賴已久的習慣，讓我們難以割捨？我們藉由斷食拉近身與心的距離，斷食，讓乾淨的身、清淨的心交流，然後，口感被輕視了，香氣被冷落了，真正的享受，是斷食時那份簡單、輕鬆、自信。

一旦斷食已經是生活的一部分，而且存在個人紀律性的自我管理中，加點咖啡或茶，就可以隨心所欲了。

Q. 斷食期間可能會有什麼跟平時不一樣的情形發生？

A. 此問題也不能一概而論，一般來說，時間變多了，透過身體毒素逐漸清除，會有信心逐漸增強的經驗值。可是初期斷食者都會經歷疲倦感的增加，少數會喚起舊傷所遺留的疼痛感，至於對食物的思念是多數人的共同經驗。

Q. 為何半日斷食選擇在早餐時進行最好？

A. 好比老闆花相同的薪水請兩個能力落差很大的員工，早晨是優質員工，工作效率高，晚上的員工效率就差得多，攸關身體的特殊生理和排毒績效。

Q. 我習慣睡到自然醒，不吃早餐，也算半日斷食嗎？

A. 算不算半日斷食要看中午的食量，我們建議早上不吃傳統精緻碳水化合物形式的早餐，而是進行能量的補充，確保身體不致於因為前一晚飲食的升糖效應而呈現低血糖，所以嚴格說不吃早餐並不完全符合半日斷食的要求。如果因為省略早餐而過量吃中餐，反而失去了半日斷食的意義。

Q. 所謂的「間歇性斷食」該如何定義之？

A. 清楚斷食重要性的人會很自然把斷食納入日常生活中，一週做個一天或兩天，道理就是讓身體休息，讓處理消化的內臟有喘息的機會。這種斷食方式比較隨機，缺乏常規計畫，只會發生在自律性高的人身上。

間歇性斷食必須搭配規律性，建議以一天為單位進行，基礎就是本書中所論述的半日斷食，經驗是從前一晚八點到當天中午，一共十六小時。每日持續斷食十六小時，身體處理廢棄物的動能將大幅提升，最重要的是身體將大幅降低產生胰島素阻抗的機會，遠離肥胖和脂肪堆積。

好的習慣每日持續做，就力道與執行容易度來看，間歇性斷食是很簡易的養生習慣，針對視享受美食為一大生活樂趣的人來說，不但為身體創造吃與排的平衡動能，也藉此破除民間重視吃早餐的迷思。

Q. 為什麼要做七日斷食？三日不行嗎？

A. 七日是一個不太難，卻帶有點挑戰性的門檻，根據腸道的生理運作與結構，以及眾多斷食者的經驗，身體會在前三天把腸道近期還未清乾淨的糞便移出，接著後面幾天，最不可能清運的宿便才有機會陸續清出，斷食最令人期待的結果才真正揭曉。

Q. 七日斷食結束後，就可以開始正常進食了嗎？

A. 結束七天斷食之後，不可以貿然開始大吃大喝，而是要採取漸進式地復食，時間至少要三天以上，不可太躁進，以免影響斷食成效，嚴重還會傷及身體。復食三天的飲食建議如下：

	早餐	中餐	晚餐
第一天	酵素	糙米湯	蔬菜湯（只喝湯不吃菜）

第二天	酵素	清粥或穀粉沖泡飲品	清淡的煮爛蔬菜
第三天	酵素	清粥或麵線	無糖豆漿或優格

復食過程中，仍應持續補充酵素提升能量。復食需少量多餐、細嚼慢嚥，忌食牛奶、魚、肉、蛋、油等較難消化的食物。

第一天、第二天最好不喝冰冷果汁及維他命C含量太高的食物，以免腸胃快速蠕動而造成不適。

腸胃不佳者，復食時不可喝咖啡、茶或攝取維他命，以及任何含纖維質飲料及固體食物。

如因復食不當，造成腸胃不適，可飲用酵素原液三十西西，含在口中慢慢吞下，再飲用酵素斷食一天後，再遵照復食步驟復食。

Q. 天數長的斷食應該做多長？意義何在？

A. 此問題的假設性前提是斷食的材料充足，而且動機明確，這是執行深度斷食的必要條件。假設一週以上屬於天數長的斷食，從經驗上來看，三至五週已是極限，對於知悉自己身體淤塞嚴重的人來說，有決心進行長時間斷食是很好的體驗，也是喚醒健康自信很重要的過程。

可是並不鼓勵天數拉太長，也不建議經常性進行天數長的斷食，熟練斷食的人或者半年一次，或者一年做一次，時間則看自己的需求，通常七天至十天是很適切的長度。執行天數長的斷食必須連結到個人認知，不能來自任何人的脅迫或指令，是清楚身體需要，是知道自己需要，同時在動機與計畫明確後進行。

在此一定要提醒，斷食是養生行為，不是為了治療疾病。

Q. 斷食搭配益生菌的補充，道理何在？

A. 斷食期間腸道淨空，沒有食物的進駐，提供腸道菌相重建整頓的理想時機。建議於此同時補充活菌，也就是能夠在腸道定著並繁殖的人體有益菌，利用沒有食物干擾的機會，讓優勢菌叢在腸道掌握大面積領空。

可是斷食期間重整菌相的重點在恢復飲食之後，畢竟平日的飲食關係著腸道益菌的維繫，透過斷食而改變飲食才是斷食的最大重點。多攝取益菌的食物，譬如高纖維素含量的生鮮蔬果，減少不利於益菌繁盛的烹調品項，譬如燒烤油炸。

Q. 斷食過程可以運動嗎？

A. 斷食期間不需要特別加強運動，可是必須持續運動，建議快走，每天走，找出走路的喜悅，體驗出走路半小時後的多巴胺效應。至於其他劇烈運動，請評估自己體能狀況為之。

Q. 我想減重，可以做斷食嗎？

A. 這個問題的正確答案是可以，也不可以。

可以的部分是針對斷食的一般性成果，當清掉廢物，同時燃燒多餘的脂肪，體重減輕是必然的結果，所以說斷食可以減重並沒有問題。可是觀察所有嘗試過各種減重方式的人，會發現復胖是接下來的回報，無關減重方式的優劣，關鍵在減重的動機，若只在意體重數字，終究會在計畫不存在的時候恢復到自己不滿意的數字。

除非，當事人可以從斷食的經歷中體會身體的運作邏輯，進而從身體意識的優先順序體悟身體減輕負擔的用心，連結到自己的口腹之慾。願意和自己的身體真誠對話，願意把代謝主控權還給身體，就是為自己安排時間做斷食的時機。因此單純想減重並不宜透過斷食，企圖減重而斷食的人反而會誤解斷食，不小心為斷食貼上不正確的標籤。

Q. 斷食後體重減輕，復食後又恢復到原來的體重，那斷食的意義何在？

A. 如果單純從體重數值研判，如果持續如此，代表新囤積取代了舊囤積，針對清出影響健康的深層廢物，斷食依然可見執行上的成效。類似的經驗反應出當事人並沒有從斷食的體驗中體悟到改變飲食的迫切性，而且對於高升糖食物的需求依舊很高，意思是當事人還是以精緻碳水化合物為主要飲食。

我們鼓勵從斷食進入半日斷食的深度執行，也樂見從半日斷食的體驗中發掘出執行深度斷食的動機，針對體重不容易降低的個案，代表其聚焦點不在好習慣的養成，也不在意養生態度的落實，而只圖數字上的改變，所以此問題的根源還是必須回到斷食的真正動機。

Q. 我有服用高血壓、降血脂等藥物，請問斷食期間照常服藥嗎？

A. 我沒有立場建議任何斷食者「該不該服藥」，因為服藥這件事牽涉到許多變動性與考慮因素。然而藥物的長期副作用遠大於短期效果，因此所有人都應該透過長期的養生保健方式，恢復身體的自癒力，朝向遠離所有藥物邁進。

如果評估後仍必須在斷食期間服藥，而藥的服用方法有飯前、飯後之分，斷食期間該如何配合飯前飯後的指令？飯前吃的藥基本上沒有問題，飯後吃的藥物就用濃一點的酵素液，一起吞服，因為酵素就是已經處理好的食物。如果進行七日斷食，運動量和喝水量足夠，很快就會清出腸道內的囤積，這是身體對高能量的回應。

Q. 聽說有癌症病人經由斷食而獲得重生，我可以鼓勵罹癌的家人斷食嗎？

A. 必須先聲明，斷食是一種維繫健康的養生方式，不是針對疾病的治療，生病的人一旦出現治療的念頭需求，就不宜進行斷食。而且對於病人不甚明瞭的事，家人也不宜憑藉自己的主觀擅自決定，即使是有關預防保健的行為方式。

對於斷食體驗很深的人會熟悉斷食過程中的喜悅感，而且會有屬於自己的養生自信，可是這並不表示這個人就是絕對能遠離重症，尤其是心理素質占很大份量的癌症。每個人的成長背景會衍生處理負面情緒的態度，對應到不同的人格特質，長久處於情緒壓抑狀態對健康極度不利，容易感覺委曲和鬱卒的人必須學習放下人與人之間的是非紛爭，看淡已經發生的傷痛和不平衡。

透過斷食重生的個案一定源自當事人的生存意志，對身體認錯而知所改變也是必要的洗禮，當這些因素都俱全，斷食自然是禮讚。

Q. 年長者可以斷食嗎？

A. 年長，姑且把歲數定在八十歲以上，從一般狀況分析，客觀建議這樣的年紀不宜斷食。原因是當事人多半缺乏自主能力，而斷食屬於動機加上決心毅力的行為，執行者如果不清楚為何而做而出現情緒和飢餓感的風險，當屬不宜。

可是如果年長者出於自發性的領悟，自己有執行斷食養生的決心，可以在家屬陪同下進行。

Q. 斷食做過一次之後，必須一輩子仰賴斷食維持健康嗎？

A. 在正式回答此問題之前，必須先行解讀提出此問題的當事人現況，因為這種問題來自於沒做過斷食的人，或者是嘗試過斷食而沒有太多心得體悟的人，一般這種狀況都還在門外觀望，並非真的有意願熟練斷食。

熟練斷食之後，當事人隨時都可以接受自己必須做斷食的狀況，而且當感覺想斷食的時候，當事人都不會有太多猶豫，因為都是站在身體的立場進行思者判斷。可是從身體過往囤積的角度研判，連續執行好幾年的深度斷食後，如果當事人持續有執行每日的間歇性斷食，理論上深層斷食的頻率可以降低，甚至不再需要做天數長的斷食。

應該說，喜愛斷食的人會願意一輩子有斷食的陪伴，這種心境超越仰賴，比較接近駕馭，或者說靈活運用。

Q. 我應該找什麼樣條件的人來當我的斷食教練？

A. 熟練斷食的人就好比熟悉特定景點的導遊，能夠清楚描繪出旅遊景點的細節。資深導遊展現的熟練度和信心，讓追隨他的遊客有安全感。同理，斷食教練當然必須很熟練斷食，能夠把斷食的所有心境描繪得淋漓盡致。

因此，沒有斷食經驗的人當然不宜擔任斷食教練，基本上沒有斷食經驗就不宜評論斷食，有意願學習斷食當然必須找到合格的團隊或老師。

驗與心得

悅讀健康系列 128X

初斷食〔增訂版〕

作　　者／陳立維
企畫選書／潘玉女
責任編輯／潘玉女

行銷經理／王維君
業務經理／羅越華
總 編 輯／林小鈴
發 行 人／何飛鵬
出　　版／原水文化
台北市民生東路二段141號8樓
電話：02-25007008　　傳真：02-25027676
E-mail：H2O@cite.com.tw　部落格：http://citeh2o.pixnet.net
發　　行／英屬蓋曼群島商家庭傳媒股份有限公司城邦分公司
台北市中山區民生東路二段 141 號 11 樓
書虫客服服務專線：02-25007718・02-25007719
24 小時傳真服務：02-25001990・02-25001991
服務時間：週一至週五09:30-12:00・13:30-17:00
郵撥帳號：19863813　戶名：書虫股份有限公司
讀者服務信箱 email：service@readingclub.com.tw
香港發行所／城邦（香港）出版集團有限公司
地址：香港灣仔駱克道 193 號東超商業中心 1 樓
Email：hkcite@biznetvigator.com
電話：(852)25086231　　傳真：(852) 25789337
馬新發行所／城邦（馬新）出版集團
41, Jalan Radin Anum, Bandar Baru Sri Petaling,
57000 Kuala Lumpur, Malaysia.
電話：(603) 90578822　　傳真：(603) 90576622
電郵：cite@cite.com.my

美術設計／劉麗雪
內頁排版／游淑萍
製版印刷／卡樂彩色製版印刷有限公司
初　　版／2016年4月7日
增訂一版／2018年7月10日
增訂一版2刷／2022年7月7日
定　　價／350元

城邦讀書花園
www.cite.com.tw

ISBN　978-986-96153-6-5

國家圖書館出版品預行編目資料

初斷食／陳立維著. -- 增訂一版. -- 臺北市 : 原水文化出版 : 家庭傳媒城邦分公司發行, 2018.07
面；　公分. --（悅讀健康系列 ; 128X）

ISBN 978-986-96153-6-5（平裝）

1.斷食療法　2.健康法

418.918　　107010453